W0322563

„Heilen“ über die Wirbelsäule mit der Dorn- und Breuß-Methode

Daß dieses Büchlein zustandegekommen ist, habe ich dem unermüdlichen Einsatz der daran Beteiligten zu verdanken. Ich möchte deshalb hier die Gelegenheit nutzen, mich bei meiner Lektorin Cornelia Greiner, für ihre Mühe und Geduld mit mir zu bedanken. Großer Dank gilt auch meiner lieben Frau Brigitte und meinem Freund Heinz Hofmann für die vielen Ideen. Nicht vergessen habe ich die Mühe, die mein Schwager Thomas und mein Bruder Wolfgang mit dem Manuskript hatten.

Nicht ich habe dieses Büchlein geschrieben, sondern all die zuvor Genannten mit mir gemeinsam - wie ich hoffe - zum Segen der Menschen.

„Auch ein schöner Rücken kann entzücken“

Es ist mir eine große Freude, für dieses Buch ein Vorwort aus psychologischer Perspektive zu schreiben. Nicht nur weil Harald Fleig ein langjähriger und guter Freund von mir ist, sondern vor allem auch, weil ich ihn in seiner therapeutischen Arbeit kennen und schätzen gelernt habe. So konnte er mich von Beschwerden in der Lendenwirbelsäule befreien, während seine Frau Brigitte über ihre besonders fähige Arbeit an meiner Halswirbelsäule im speziellen am Atlas, meine nahezu mit großer Regelmäßigkeit aufgetretene Migräne ins dunkle Reich der Vergangenheit geschickt hat. In der Zwischenzeit gebe ich den Segen dieser Arbeit auch an meine eigenen Klienten weiter und bin selbst immer wieder von deren großartigen Wirksamkeit verblüfft.

Über meine persönliche Betroffenheit und Erfahrung aus meinen eigenen Wirbelsäulenbeschwerden hinaus, habe ich in meiner nunmehr über 15jährigen psychotherapeutischen Praxis die enorme Wichtigkeit und zentrale Bedeutung von Wirbelsäule und Rücken für das Wohlbefinden des gesamten Menschen kennengelernt. Für mich sind seit jeher Redewendungen und Wortbilder Hinweise auf körperlich-seelische Zusammenhänge gewesen. Heute habe ich große Achtung und tiefen Respekt vor der in unserer Alltagssprache innewohnenden Weisheit. Die Überschrift zu diesem Vorwort weist schon auf diesen ungeheuren Schatz hin, der oft unbewußt gebraucht und manchmal auch mißbraucht, in der Regel allerdings viel zu wenig geachtet wird. So will ich im folgenden noch einige dieser Kleinode aus der Vielfalt und Fülle unserer Sprachweisheit ausbreiten: „Dies ist ein aufrichtiger, geradliniger Mensch!“; das Gegenteil davon heißt: „Das ist ein/e Radfahrer/in: Nach oben buckeln, nach unten strampeln!“ oder: „Früh krümmt sich was ein Häkchen werden will!“; „Sich etwas auf die Schultern laden!“; „Die/der hat einen breiten Rücken“ will sagen, daß diese Person ganz schön was tragen, ertragen kann. Wenn diesbezüglich die Grenzen erreicht sind, kommt vielleicht der Satz: Ich ertrag es nicht mehr!“ oder als gesunde Reaktion darauf: „Rutsch mir doch den Buckel runter!“. Die Vielfalt der für den „verlängerten Rücken“ angebotenen Hinweise, Aufforderungen und Charakterisierungen soll hier im einzelnen nicht ausgebreitet werden, sondern der Lebenserfahrung des geneigten Lesers überlassen werden.

Zur Verdeutlichung der äußerst sensiblen Zusammenhänge zwischen unserer Erfahrung und deren körperlichen Entsprechungen möchte ich die psychische Situation eines Kindes bis ins Alter von etwa fünf, sechs Jahren in sehr vereinfachter Form und natürlich im speziellen Bezug zu unserem Thema „Rücken“ schildern.

Angenommen eine mutige Seele hat sich auf dem „Landeanflug“ auf unseren Planeten Erde den Schoß einer Frau ausgesucht, die sich in einer partnerschaftlich schwierigen Situation befindet. Nehmen wir weiter an, daß diese Frau beruflich selbständig ist und sich ihren Lebensunterhalt selbst verdienen muß. Die Frau ist fest entschlossen, das Kind zur Welt zu bringen, auch wenn sie aller Voraussicht nach alleinerziehend sein würde, ja, mehr noch: sie ist über ihre Schwangerschaft überglücklich, ist sie doch bald vierzig Jahre alt und sie trägt schon seit längerer Zeit den sehnlichen Wunsch nach einem Kind in ihrem Herzen. Sie ist sich ihrer Probleme sehr wohl bewußt und nimmt alle Widrigkeiten ihrer gegenwärtigen Situation gern für das erwartete Mutterglück in Kauf. Sie hält also die Ohren steif, versteift vielleicht auch ihren Rücken, um besser durchzuhalten. Trotzdem gehen die Belastungen nicht spurlos an ihr vorüber.

Die Schwangerschaftsbeschwerden der ersten Monate mit Übelkeit und Erbrechen sind für sie ein ungeheurer Streß, zumal sie Tag für Tag im Beruf ihren Mann stehen muß. Im sechsten Schwangerschaftsmonat kommt es zu einem Beinahe-Abort, dies wiederholt sich Ende des siebten Monats. Sie muß daraufhin vorsichtshalber längere Zeit liegen, was ihr überhaupt nicht liegt. Dann bringt sie doch relativ termingerecht einen gesunden Klein-Buddha auf die Welt.

Was hat diese (wahre) Geschichte mit „Rücken" zu tun? Nun, als der Junge eine Woche alt ist, halte ich den Wonneproppen im Arm und stelle so ganz nebenbei fest, daß er ein totales Hohlkreuz macht und sein ganzer Rücken extrem verspannt ist. Ich bitte die Mutter, den zuständigen Arzt auf diese Tatsache aufmerksam zu machen mit dem Ergebnis, daß vom Arzt ein so verspannter Rücken als „normal" angesehen wird, also der Norm entsprechend, also unauffällig, also nicht behandlungsbedürftig ist. Nach drei Monaten zeigt sich allmählich, daß das Kind in einen Entwicklungsrückstand gerät und nach hartnäckigem Insistieren verschreibt ein (neuer) Arzt für das Kind Krankengymnastik zur Lockerung der Rückenmuskulatur. Und siehe da, in weniger als sechs Wochen holt der Kleine seinen Entwicklungsrückstand im Sauseschritt wieder auf.

Wie kommt ein Neugeborenes zu derart harten Verspannungen? Und was kann das für Folgen haben, wenn diese nicht behandelt werden? Betrachten wir die gleiche Situation aus der Sicht des Kindes, so läßt sich mit nicht allzu viel Phantasie folgendes Bild entwerfen: Ich habe oben von einer mutigen Seele gesprochen, weil sie sich einen recht turbulenten Start ins Leben zutraut. Diese Seele befindet sich also zu ihrer Inkarnation (in carne = ins Fleisch) in einem nervösen Bauch und läuft Gefahr, vorzeitig aus diesem Bauch herauszurutschen (zwei Beinahe-Aborte). Sie will aber offensichtlich wirklich ins Leben und bemüht sich nun, bis zum richtigen Geburtszeitpunkt im nährenden und lebensspendenden Mutterbauch zu bleiben. „Festhalten, ja nicht rausrutschen" heißt die Devise! Das ist recht anstrengend und ein steifer Nacken

und Rücken durchaus verständlich. Wenn wir uns nun noch vergegenwärtigen, was jeder, der geboren wird, während des Geburtsvorganges selbst an Streß und Gefahr zu bewältigen hat, so müssen wir uns auch nicht mehr darüber wundern, daß der zuerst behandelnde Arzt den steifen Rücken als „normal“ bezeichnete.
Normal wäre nun, daß sich die von der Geburt, bzw. vom Geburtsvorgang herstammenden Verspannungen größtenteils innerhalb einer absehbaren Zeit von einigen Tagen, längstens einigen Wochen von alleine geben. Wenn das nicht der Fall ist und wenn darüber hinaus keine geeignete und Abhilfe schaffende Behandlung stattfindet, führt das dazu, daß dieses Kind von Geburt an über seine starke Rückenspannung unfreiwillig und natürlich unbewußt seine junge und ungefestigte Wirbelsäule Tag und Nacht unter Druck hält. Die Folgen sind leicht auszumalen und nur allzu bekannt: So kann ein Mensch, der sein Leben lang nicht mehr als einen Bleistift gestemmt hat, schon mit zehn, zwölf Jahren unter Abnutzungserscheinungen der Wirbelsäule leiden!

Schauen wir uns nun eine weitere schwierige Entwicklungsphase im Leben des Kindes an, die sogenannte „Trotzphase“. Die wenigsten Eltern haben das Wissen und die Nerven, um ihre Kinder wohlwollend und positiv durch diese Entwicklungsphase zu geleiten. Die meisten Eltern sind selbst so genervt von ihrem Arbeitsalltag und mit eigenen schlechten Erfahrungen aus dieser Zeit gesegnet, daß sie nicht erkennen können, was die Trotzphase von ihrem inneren Wesen her bedeutet. Nein, sie fühlen sich von diesem Dreikäsehoch angegriffen und in Frage gestellt, obwohl der mit Sicherheit nichts anderes will, als die Eltern von ganzem Herzen zu lieben, zu bewundern als die großen Orientierungsvorbilder und in seiner Entwicklung die allfälligen Schritte zu tun.
Die Trotzphase beginnt frühestens zu dem Zeitpunkt, wo das Kind lernt „ICH“ zu sagen. Es sagt also nicht mehr: „Volker hat Hunger!“ sondern „ICH habe Hunger!“ Das Kind lernt die

Unterscheidung von ICH und DU. Vor diesem Zeitpunkt lebt es in einer unbewußten Einheit mit seiner Umwelt im allgemeinen und mit der Mutter im speziellen. Nun lernt es sein ICH kennen; dazu muß es das Wagnis eingehen, sich vom DU abzusetzen, zu unterscheiden. Es ist daher ganz natürlich und gesund, ja psychologisch geradezu notwendig, daß das Kind erst einmal „Nein!" zum Du sagt, denn es sagt damit „Ja!" zum Ich[1]. Für diesen Mut bekommt das Kind allerdings selten den verdienten Lohn, sondern Schimpf und Schande und Liebesentzug und . . . ja, und vielleicht auch die Konfrontation: „Warte nur, Dir werde ich Deinen Willen, Dein Kreuz schon brechen!". Der geneigte Leser hört in der Zwischenzeit schon das Gras wachsen: Hier wird häufig die Grundlage für den „aufrechten Gang" oder auch das Gegenteil gelegt, ebenso wie die Wurzeln für Gesundheit und Krankheit der Wirbelsäule!

Wenn Sie mir nun noch zwei kurze Ausflüge gestatten, einen in die Geschichte und den zweiten in die esoterische Psychologie, so kann ich Ihnen verdeutlichen, daß alles was ich Ihnen bisher so erzählt habe überhaupt nichts neues darstellt, sondern schon lange bekannt ist und Eingang in unsere Sprache (siehe oben) gefunden hat. Zuerst die geschichtliche Perspektive: Im alten Rom wurden zum Zeichen der Macht und der Würde eines Bürgers Stöcke zusammengebunden und aufrecht aufgestellt. Um so größer dieses Bündel war, um so mehr Macht und Würde symbolisierte es. Fiel ein solcher Bürger in Ungnade, wurde sein Bündel umgestoßen, flach gemacht. Noch heute kennen wir die Redewendung: „Über

---

[1] Etwas vergleichbares geschieht in der sogenannten „zweiten Trotzphase", der Pubertät oder dem Flegelalter. Auch hier wird nach der eigenen Persönlichkeit, dem eigenen Weg gesucht und es ist naheliegend, daß auch hier (hoffentlich) einige Experimente gewagt werden, die über das elterliche Vorbild hinausgehen. Im übrigen sieht jede Generation von Neuem das Abendland untergehen, weil die Jugend nichts mehr taugt. Überlieferungen solcher Klagen finden wir schon bei den alten Griechen!

jemanden den Stab brechen!" Habe ich in einer Konfrontation, in einer Diskussion oder einem Rededuell jemanden mit Glanz und Gloria besiegt, sage ich vielleicht im Triumph des Sieges: „Dem habe ich es aber gegeben, den habe ich platt gemacht, den habe ich umgelegt, niedergemacht ... usw!"

Nun zur esoterischen, in unserem Zusammenhang zur energetischen Psychologie. Vielleicht kann der eine oder andere Leser das folgende aus eigener Erfahrung bestätigen oder fühlt sich aufgerufen, es durch eigene Erfahrung nachzuprüfen. Das würde mich sehr freuen! Wer sich schon einmal mit Yoga, Zen-Buddhismus, Meditation oder Atemübungen beschäftigt hat, weiß, daß bei vielen, nicht bei allen Übungen immer wieder Wert auf eine gerade und aufrechte Wirbelsäule gelegt wird. Ich kenne und praktiziere zum Beispiel eine über die Imagination laufende Atemübung, die sich an einer Rune, der IS-Rune orientiert. Bei dieser Übung stelle ich mir im Rhythmus des Atems eine senkrechte Energiesäule vor. Die IS-Rune wird symbolisiert durch einen aufrecht stehenden Strich oder Stab und steht für die Vertikale, die Senkrechte. Diese Rune gilt auch als Einschalt- und Kraftrune. Werfe ich die IS-Rune um (siehe das Stabbündel der Römer), mache ich sie zur SI-Rune. Sie wird damit zur Ausschaltrune. Runen sind allerdings in meinem Verständnis nicht nur altgermanische Schriftzeichen wie sie im FUTHORK-Alphabet dargestellt werden, sondern regelrechte Energie- und Kraftzeichen. Deswegen werden Sie auch in einem normalen Runen-Alphabet die SI-Rune als spezielle Kraftrune ebenso vergeblich suchen, wie noch einige andere Kraftrunen. Die IS-Rune und die SI-Rune ergeben zusammen ein gleichschenkeliges Kreuz. Wird das gleichschenkelige Kreuz seiner Symmetrie beraubt, wirkt es sofort schwächend![2]. Die Welt wird dadurch ihres inneren Gleichgewichtes beraubt, einseitige Betonungen führen zu voraussehbaren Störungen. Die Senkrechte (IS-Rune) gilt als Symbol für die Wirbelsäule und die Verbindung und den energetischen Austausch von unten und oben, ohne daß dabei oben besser oder schlechter gewertet wird als das unten. Die

Waagrechte gilt als Symbol für den materiellen Alltag des Menschen. Wird die Waagrechte aus der Mitte herausgenommen, erhöht und damit überhöht, wird auf der symbolischen und energetischen Ebene die Welt aus dem Gleichgewicht gebracht. Die Folgen davon sind heute unübersehbar und den Einzelnen mag bei deren Anblick Gefühle der Ohnmacht oder gar der Resignation beschleichen. Was kann ein einzelner Mensch denn da noch ausrichten? Noch eine Demonstration gegen irgendeinen der vielfältigen Mißstände organisieren? Bei welchen Mißständen soll ich anfangen?

Hier gibt die vorliegende Schrift über die Behandlungsmethoden nach Dieter Dorn und Rudolf Breuß einen klaren und konkreten Hinweis: Ich fange dort an, wo ich gerade bin, was ich kenne und meinem inneren Instinkt entspricht. Die dargestellten Behandlungsmethoden werden mit Recht als sicher, einfach und leicht erlernbar beschrieben. Mit ihnen läßt sich viel gutes tun und so ganz nebenbei kann ich meine Klienten auf das eine oder andere in ihrem Leben aufmerksam machen, das als Ursache und Hintergrund von Schwierigkeiten und Erkrankungen deutlich wird.

München, im August 1993

Volker Dürr
Diplom-Psychologe und Heilpraktiker

---

[2] Diese Aussage läßt sich jederzeit nachprüfen, wenn Sie sich schon einmal mit Kinesiologie beschäftigt haben. Mit dem erstaunlichen Ergebnis, daß das „normale" christliche Kreuz tatsächlich eine schwächende Wirkung auf die zur Verfügung stehende Muskelkraft hat! Dies ist im Zweifelsfalle mit konkreten physikalischen Methoden nachweisbar. Etwas Nachdenken führt schnell zu vielen Fragen. Um nur einige zu formulieren: Wußten diejenigen das, die dieses Kreuz als wichtigstes Symbol des Christentums eingeführt haben? Wenn ja, warum haben sie es dann so eingeführt? Wenn nein, was wissen die denn dann überhaupt von der Energetik der Seele? Egal welche Antwort zutreffen mag: Können wir unser Seelenheil mit gutem Gewissen in deren Hände legen? Sind das wissende Führer und wo führen sie hin?

Kapitel I

Die Begegnung mit Dieter Dorn

Ich möchte dieses Büchlein all den Menschen widmen, die mir bisher begegnet sind, gleichgültig, ob ich mit ihnen gute oder schlechte Erfahrungen gemacht habe. Gelernt habe ich in jedem Fall! Herausheben möchte ich jedoch jene, die den größten Anteil an meiner gewaltigen Entwicklung hin zu einem anderen Dasein haben. Selbstverständlich gehören dazu mein Freund Dieter Dorn sowie Rudolf Breuß und, nicht zu vergessen, mein Freund Heinz Hofmann sowie meine zweite Hälfte und liebe Frau Brigitte.

Bereits vor einigen Jahren habe ich begonnen, meine Erfahrungen im Umgang mit den von Dieter Dorn und Rudolf Breuß übernommenen und weiterentwickelten Methoden niederzuschreiben. Doch um die Arbeit abzuschließen, war die Zeit damals wohl noch nicht reif. Äußere Umstände veranlassen mich heute, das vorliegende Büchlein zu vollenden. Nun, ich will ganz von vorne anfangen zu erzählen.

Dazu muß ich sehr weit ausholen. Wenn mir vor 15 Jahren jemand gesagt hätte, ich würde einmal über die Wirbelsäule Menschen heilen und eine Erfolgsquote von etwa 80 Prozent erzielen, hätte ich ihn sicher für verrückt erklärt. Doch inzwischen wende ich diese Heilmethoden täglich an und habe bis heute viele Wirbelsäulen gerichtet, meist Fälle, die von der traditionellen Medizin aufgegeben worden waren. Was in den letzten Jahren immer wieder deutlich zu erkennen war, ist die Anhäufung von Zu-Fällen (es fällt einem eben zu), durch die

ich zu all meinen Erkenntnissen und Erfahrungen kam. Es hat den Anschein, als habe die Vorsehung es so gewollt.
Zuerst möchte ich ein wenig über Dieter Dorn erzählen, über den ich mit der Methode „Heilen über die Wirbelsäule“ in Berührung kam. Dieter Dorn betreibt in seiner Heimat im Allgäu ein kleines Sägewerk, dazu eine kleine Landwirtschaft, und als willkommener Ausgleich spielt er mit seiner Orgel bei kleineren Anlässen Tanzmusik.
Eines Tages erzählte er mir, wie man sich am Stammtisch über einen alten Mann aus seinem Dorf lustig gemacht hatte, der sich als „Knocheneinrenker“ betätigte. Bei einem Hexenschuß ging man üblicherweise zum Arzt! Auch Dieter Dorn tat dies und erhielt so lange Spritzen, bis er wieder seiner Arbeit nachgehen konnte.
Doch der Hexenschuß kam immer häufiger. Es dauerte immer länger, bis die Schmerzen verschwunden waren, und eines Tages schien die ärztliche Kunst gänzlich versagt zu haben. Da kam Dieter Dorn der „Knocheneinrenker“ in den Sinn, und er beschloß, diesen Mann aufzusuchen. Nach nur einer Behandlung konnte er sofort wieder ohne Schmerzen seine – nicht gerade leichte – Arbeit im Sägewerk aufnehmen. Das verblüffte Dieter Dorn so sehr, daß er neugierig wurde. Was ihn jedoch am meisten beschäftigte, war die Bitte des alten Mannes, er möge doch dessen Methode weiterführen, da er mit seinen 89 Jahren sicher nicht mehr lange leben würde und diese besondere Art des Wirbelrichtens sonst der Menschheit vorenthalten bliebe. Zwei Monate später starb der „Knocheneinrenker“, und Dieter Dorn stand nun mit den wenigen Informationen, die er über diese besondere Wirbelsäulen-Heilmethode erhalten hatte, allein da.
In seiner Ehefrau, die seit mehr als 10 Jahren unter starken Kopfschmerzen litt, und bei der die Schulmedizin bisher versagt hatte, fand er das erste Versuchsobjekt. Sie ist ihm noch heute dankbar, hatte sie doch seit damals nie mehr Kopfweh. Wer diese Schmerzen jahrelang ertragen muß, der weiß, wovon ich rede! Als zweite Patientin behandelte Dieter Dorn

eine Nachbarin mit Ischias-Beschwerden. Als auch bei dieser die Schmerzen bereits nach der ersten Behandlung verschwunden waren, wußte Dieter Dorn spätestens jetzt, welche segensreiche Heilmethode ihm in die Hände gelegt worden war. Seither hat er Tausenden von Kranken geholfen.
Der nächste Zu-Fall ließ nicht lange auf sich warten: Eines Tages kam ein stark humpelnder Mann zu ihm, bei dem Dieter Dorn eine Beinlängendifferenz von mehreren Zentimetern feststellte. Er machte, wie ich meine, durch Eingebung von oben oder unten (wie oben so unten – Hermetisches Gesetz(1) –, das besagt: Ganz gleich von wo, der Ursprung kommt aus dem All-Gott) zufällig die richtige Bewegung, die nötig ist, um die Fehlstellung zu beheben.

Nun zu einem weiteren Zufall, der zum Schreiben dieses Büchleins geführt hat und zeigen soll, welche Zu-Fälle nötig sind, um eine so segensreiche Methode wachsen und reifen zu lassen:
Ein im norddeutschen Raum lebender Orthopäde, der viele Jahrzehnte praktizierte und in seiner eigenen Klinik operiert hat, hatte die beiden einzigen damals in Deutschland existierenden Schulen für Chiropraktik absolviert und das Erlernte auch täglich bei seinen Patienten angewendet. Eines Tages beschloß er, mit seiner Ehefrau auf die Philippinen zu reisen, um sich dort über die damals in Europa noch als recht mysteriös angesehenen Geistheiler zu informieren. In der Hauptstadt Manila und ihrer Umgebung stieß er auch auf einige, bei denen er aber das Gefühl hatte, eher auf Scharlatane gestoßen zu sein. Deshalb entschied sich das Ehepaar, tiefer ins Landesinnere zu reisen. Dort hörte es dann nach längeren Nachforschungen von einer Frau, die sehr erfolgreich und ehrlich in einem abgelegenen Dorf arbeiten sollte. Schließlich fanden sie die Frau, die in einer Strohhütte behandelte. Und da beide gesundheitlich nicht auf der Höhe waren, beschlossen sie, sich von ihr behandeln zu lassen und die Operationen, die mit bloßen Händen, ohne Narkose und andere in Europa übli-

chen Vorkehrungen durchgeführt wurden, zu filmen. Für den Arzt gab es an dieser außergewöhnlichen Heilung keinen Zweifel. Und da man auf dem Filmmaterial das Geschehen genau beobachten konnte, beschloß er, wieder zurückgekehrt nach Deutschland, auf einem Ärztekongreß über diese Behandlungsmethoden einen Vortrag zu halten. Als er von seinen Kollegen nur ausgelacht wurde, war er sehr enttäuscht, wie rasch doch Unbekanntes als nicht reell abgestempelt wird, nur weil es wissenschaftlich nicht einzuordnen ist. Sein Entschluß war schnell gefaßt und wurde in die Tat umgesetzt: Er brach seine Zelte in Norddeutschland ab und ließ sich im Allgäu nieder. Schon des öfteren hatte er gehört, daß es dort fast in jedem Dorf eine Person gibt, die mit außergewöhnlichen, zwar zum Teil nicht wissenschaftlich bewiesenen Methoden (sei es durch Handauf- oder anlegen oder sonstige Praktiken) erfolgreich heilen oder helfen kann. Und so zog es den Arzt ganz zufällig in die Nähe von Dieter Dorn. Recht bald kamen ihm dann auch dessen Heilerfolge zu Ohren, und er beschloß, gemeinsam mit seiner Frau, der Sache nachzugehen und Dieter Dorn aufzusuchen. Beide waren sehr überrascht, daß dieser Mann mit ein paar einfachen und ungefährlichen Griffen mehr zu bewirken vermochte, als alle Orthopäden und Chirotherapeuten zusammen. Es entwickelte sich eine Freundschaft zwischen dem Arztehepaar und Dorn. Dieser Arzt konnte dann Dieter Dorn schnell davon überzeugen, diese äußerst segensreiche Methode an Interessierte weiter zu geben und damit die Verbreitung zu fördern.

Nun zu den Zu-Fällen, die enger mit meiner eigenen Lebensgeschichte zusammenhängen. Freunde hatten in meiner Nachbarstadt in Bad Säckingen durch einen Verwandtenbesuch aus dem Allgäu von den Erfolgen Dieter Dorns gehört. Dutzende von Menschen mit starken Rückenschmerzen nahmen daraufhin die beschwerliche, drei- bis vierstündige Autofahrt auf sich, da sie sich von diesem Mann Linderung ihrer Leiden oder sogar Schmerzfreiheit versprachen. Zu ihnen gehörte auch ein ischiasgeplagter Reformhausbesitzer. Er setzte sich ins Auto, fuhr ins Allgäu zu Dieter Dorn und wurde dort endlich seine Schmerzen los. Selbst nach der langen Rückfahrt tauchten sie nicht wieder auf. Und wer von akuten Ischias- oder Rückenschmerzen geplagt wird, der weiß, was es heißt, trotz einer längeren Autofahrt immer noch schmerzfrei zu sein! Was den Reformhausbesitzer aber vor allem fasziniert hatte, war der einfache Griff, mit dem Dieter Dorn ihm seinen Beinlängenunterschied behoben hatte. Immerhin hatte sein Orthopäde die Differenz auch schon erkannt und die Ischiasbeschwerden darauf zurückgeführt. Die Absatzerhöhung aber, mit denen die Differenz einigermaßen ausgeglichen werden sollte, hatten eher eine deutliche Verschlimmerung der Schmerzen bewirkt (warum, darüber werde ich in einem späteren Abschnitt, der speziell den Gelenksluxationen gewidmet ist, detaillierter berichten).

Bei einer späteren Begegnung fragte der Reformhausbesitzer Dieter Dorn, ob er nicht einmal im Hotzenwald ein Seminar abhalten könnte. Vielleicht würde ja daran zufällig jemand teilnehmen, der auch die Begabung der Dorn'schen Methode habe, so daß Hilfesuchende aus dieser Gegend nicht mehr den langen, beschwerlichen Weg ins Allgäu auf sich nehmen müßten. Zu diesem Zeitpunkt hatte Dieter Dorn schon einen so guten Ruf, daß bereits Busreisen geplant waren, die die Kranken ins Allgäu bringen sollten.
In diesem Zusammenhang möchte ich Herrn Münkner, unserem Freund aus dem Reformhaus in Bad Säckingen, ein herzliches Vergeltsgott sagen. Denn er war es schließlich, der durch seine Überzeugungskraft Dieter Dorn dazu bewegen konnte, in den Hotzenwald zu kommen.

Und wieder spielte der Zu-Fall in meinem Leben eine Rolle. Denn der Arbeitsplatz meiner Frau befand sich in dem von unserem damaligen Wohnort 20 km entfernten Bad Säckingen, ganz in der Nähe des Reformhauses, in dem sie des öfteren ihre Einkäufe tätigte. Eines Tages kam sie mit einem Handzettel nach Hause, auf dem stand: „Heilen über die Wirbelsäule, auch für den Laien erlernbar. Ein Wochenendseminar". Unsere Neugierde war geweckt, und wir beschlossen, an diesem Kurs teilzunehmen. Diese Entscheidung und die ersten Erlebnisse im Umgang mit der Dorn-Methode sollten die große Weichenstellung in unserem Leben werden.

Im Verlauf meiner Ausführungen wird jetzt vereinfacht immer von der Dorn-Methode die Rede sein, da sich das Ausrichten der Wirbelsäule hauptsächlich am Dorn-Fortsatz abspielt. So gab ich dieser Anwendung den Namen „Die Dorn-Methode". Die Namensgleichheit ist also rein zufällig!

Sie müssen sich vorstellen, zum Zeitpunkt, als ich das Seminar besuchte, hatte ich keinerlei Kenntnisse von der Anatomie des menschlichen Körpers. Auch hatte ich keinerlei Beschwerden am Rücken. Warum also das Interesse für diese Heilmethode? Doch irgend etwas in mir veranlaßte mich, dieses Seminar zu besuchen. Die meisten Anwesenden hatten Rückenbeschwerden, und nur wenige waren gekommen, um die Methode zu erlernen. Ich kann mich auch gut an zwei Medizinstudenten erinnern, die vor dieser Methode mit dem Hinweis warnten, daß schon genügend Menschen nach Wirbelsäulenbehandlungen im Rollstuhl gelandet seien, und man deshalb besser die Finger von einer solchen Behandlung lassen solle.

Was ich damals nicht wußte, war, daß die beiden schlechte Erfahrungen im Zusammenhang mit der Chiropraktik gemacht hatten. Wie sehr die Dorn-Methode von dieser Methode abweicht, werde ich später noch ausführlich erklären. Wichtig war damals für mich, daß auch ein Arzt anwesend war, der zu Beginn des theoretischen Teils sehr ausdrücklich betonte, wie sicher, also ungefährlich, die Dorn-Methode sei und sie deshalb auch ein Laie ausprobieren könne.

Inzwischen haben wir an unseren regelmäßigen Seminaren zahlreichen Interessierten die Möglichkeit gegeben, diese recht einfache und doch so wirkungsvolle Methode zu lernen und anzuwenden.

Nachdem ich also die Vorgehensweise von Dieter Dorn bei diesem Seminar genau verfolgt hatte, fragte ich einfach eine Seminarteilnemerin, ob ich die Behandlung an ihr ausprobieren dürfte. Als sie bereitwillig zustimmte, tastete ich ihren Rücken ab, und stellte mit Überraschung eine deutliche Fehlstellung im Lendenwirbelbereich fest. Deshalb entschloß ich mich zu dem Versuch, den verschobenen Wirbel wieder in seine richtige Lage zu bringen. Als ich das Gefühl hatte, erfolgreich gewesen zu sein, reagierte die Frau sehr aufgeregt und wiederholte immer wieder die Worte: „Das gibt's doch nicht, das gibt's doch nicht !" Ich dachte schon, einen Fehler begangen zu haben, als sie davon erzählte, daß die Bauchschmerzen, unter denen sie die letzten beiden Tage gelitten hatte, durch meine Behandlung augenblicklich verschwunden waren. Mir fiel ein Stein vom Herzen, und mir war von diesem Augenblick an klar, daß ich nicht das letzte Mal geholfen hatte. Später sollte ich dann auch durch ein Medium erfahren, daß ich diese Art der Behandlung schon des öfteren in meinem früheren Leben durchgeführt haben soll. Womit ich auch die Erklärung hatte, weshalb ich bereits bei der ersten Behandlung intuitiv richtig vorgegangen war. Mit all diesen neuen Eindrücken und mit viel Begeisterung behandelte ich dann als ersten meinen Schwiegervater, der schon des längeren Rückenschmerzen sowie Probleme mit seinem Tennisarm und einem Fuß hatte. Schon am nächsten Tag berichtete er mir freudestrahlend, daß er beschwerdefrei wäre.

Nun zu meiner lieben Frau Brigitte. Wo wäre ich heute ohne sie? Sicher nicht so weit, wenn sie mich nicht immer wieder zu den entscheidenden Menschen und Stellen geführt hätte.

Sie war es auch, an deren Rücken ich die erlernte Methode immer wieder ausprobieren konnte.

Die ersten Jahre nach dem Seminar ging ich weiterhin meinem Beruf als Kraftfahrer nach. Nur ab und zu untersuchte ich Schlafplätze nach Störzonen und richtete nur wenn Not am Mann war oder wenn der Zufall es so wollte eine Wirbelsäule.

In der Zwischenzeit hatten wir uns ein Häuschen gekauft. Kurz nach dem Einzug fing es dann an: Immer mehr Menschen aus allen Himmelsrichtungen meldeten sich bei mir, weil sie irgendwo von meinen erfolgreichen Behandlungen gehört hatten. So kam der Tag, da ich den Ansturm neben meinem Beruf nicht mehr bewältigen konnte. Als ich überlegte, wie diese Arbeit beruflich eingeordnet werden könnte, kam mir die Idee: Da diese Methode der Allgemeinheit völlig unbekannt bzw. nur sehr wenigen Menschen vertraut und damit „geheim, unbekannt, esoterisch“ war, erschien mir die Bezeichnung „Esoterik“ (wörtlich übersetzt: geheimes Wissen) wie geschaffen.

Und so meldete ich unter dem Namen „Esoterische Lebensberatung“ ein Gewerbe an und hatte damit die Möglichkeit, nun endlich vollberuflich meine Fähigkeiten der Allgemeinheit zugänglich zu machen.

Inzwischen haben meine Frau und ich die Heilpraktiker-Ausbildung schon längst abgeschlossen, und praktizieren gemeinsam nunmehr seit Jahren, Tag für Tag, mit viel Freude und Erfolg, die Dorn- und Breußmethoden.

Kapitel II

Die Begegnung mit Rudolf Breuß

Nun zur zweiten wichtigen Begegnung in meinem Leben: zu Rudolf Breuß. Sie war ebenfalls durch mehrere Zu-Fälle gekennzeichnet, die die Zusammenführung der beiden Methoden ermöglichten.

Während der Zeit, in der ich bereits manchmal mit der Dorn-Methode arbeitete, aber noch ganz meinen alten Beruf ausübte, bekam ich selbst Probleme mit der Lendenwirbelsäule. Eigenartigerweise konnte ich mir selbst nicht mit der Dorn-Methode helfen. Und ins Allgäu wollte ich erst einmal nicht fahren, da die Schmerzen noch erträglich waren. Nun war es einmal mehr meine geliebte Frau, die mir den Weg wies. Zufällig las sie in Rudolf Breuß' Buch „Krebs, Leukämie und andere Krankheiten", in dem auch ein kleiner Bericht über Bandscheibenprobleme stand. Dieses Büchlein hatte ich zwei Jahre zuvor bei einem Wünschelrutenseminar erworben, aber nur kurz überflogen. Den Abschnitt über Bandscheibenprobleme hatte ich überhaupt nicht mehr in Erinnerung. Doch jetzt, da ich selbst davon betroffen war, las ich den Artikel noch einmal ganz aufmerksam. Zudem klangen mir die Worte meiner Frau in den Ohren: Warum probierst Du nicht die von Breuß beschriebene Methode an Dir selbst aus? Das habe ich dann auch gleich getan. Zu meinem Erstaunen hat mich das für längere Zeit von den Rückenschmerzen befreit. Jetzt war meine Neugierde natürlich nicht mehr zu bändigen. Ich wollte unbedingt wissen, wie Rudolf Breuß seine Theorie in die alltägliche Praxis umsetzt, denn er hatte ja in seinem Büchlein von Tausenden von Bandscheibenvorfällen geschrieben, die er durch seine Anwendung geheilt hatte. Am meisten hat mich ein Fall beeindruckt, über den Breuß berichtet: Nachdem er den Rücken eines Professors saniert hatte, hörte er lange Zeit nichts mehr von diesem Mann. Erst nach zwei Jahren kam die Reaktion mit dem Hinweis, er habe absichtlich so lange mit der Rückmeldung gewartet, weil er immer wieder mit der Wiederkehr seiner Rückenschmerzen gerechnet hatte, was aber, ihm zwar immer noch unbegreiflich, nicht geschehen sei.

Leider stand aber auch noch in den Ausführungen von Breuß, daß er wegen seines hohen Alters von über 80 Jahren auf keine der vielen Zuschriften mehr antworten könne. Und da das Büchlein schon etliche Jahre zuvor geschrieben worden war, mußte ich davon ausgehen, daß Rudolf Breuß eventuell nicht mehr lebte.

Nun kommt die nächste Lawine von Zu-Fällen, für deren Erklärung ich wieder weit zurückgreifen muß. Unser heutiger Freund und neben meiner Frau der zweite Mensch, der eine starke Bringer-Funktion in meinem Entwicklungsprozeß hatte, ist Heinz Hofmann. Er hatte, wie er mir später erzählte, nicht am Seminar von Dieter Dorn teilnehmen können, kannte den Mann aber und hatte ihn wegen eines sehr schlimmen Rückenproblems öfter im Allgäu aufgesucht.
Mehrere Teilnehmer des Dornschen Seminars beschlossen, sich etwa ein halbes Jahr später zum Erfahrungsaustausch am selben Ort zu treffen. Diesmal war auch Heinz Hofmann anwesend. Damit der Tag voll genutzt wurde, machte uns die Frau des Reformhausbesitzers auf eine Methode der Numerologie aufmerksam. Sie lehrte uns, wie wir unsere persönlichen Zahlen ausrechnen konnten. Als Heinz Hofmann und ich unsere Daten angaben, war sie äußerst überrascht, daß wir beide dieselben Zahlen nannten, was scheinbar sehr selten vorkommt. Wir waren uns bis zu diesem Zeitpunkt noch nie begegnet und saßen jetzt sogar noch zufällig nebeneinander.

Durch diese Zu-Fälle kamen wir dann ins Gespräch, und es entwickelte sich eine Freundschaft, die für meinen weiteren Lebensweg große Folgen haben sollte. So habe ich auch Dank meines Freundes Heinz Hofmann eine wunderbare Sache lernen dürfen: Als ich mir kurze Zeit später wieder einmal den Kopf darüber zerbrach, wie wohl Rudolf Breuß seine Methode in die Praxis umgesetzt hatte, und dies gegenüber Heinz Hofmann äußerte, erhielt ich zur Antwort: Ein Gast habe ihm erzählt, daß er vor kurzem an Rudolf Breuß geschrieben und schon drei Tage später eine Antwort erhalten habe. Mein Entschluß war sofort gefaßt. Da wir sowieso einen Verwandtenbesuch in Jugoslawien geplant hatten und Bludenz, die Heimatstadt von Rudolf Breuß, auf unserem Reiseweg lag, plante ich kurzerhand einen Besuch bei ihm ein. Und so klingelten meine Frau und ich eines morgens um 10 Uhr an der Haustür von Rudolf Breuß. Ich werde wohl nie den Anblick vergessen, als seine von Rückenschmerzen geplagte, tief gebeugte Frau öffnete und nach unserem Anliegen fragte. Ich sagte ihr, daß ich einige Fragen zur Heilmethode ihres Mannes hätte. Sie bat uns, einen Moment zu warten. Nach kurzer Zeit kam sie mit ihrem inzwischen 89jährigen Mann zurück, der auf uns einen sehr gesunden Eindruck machte. Ich fragte ihn, ob er mir zeigen könne, wie er bandscheibengeschädigten Menschen helfe. Er antwortete, das ginge nicht, da niemand da sei, an dem er seine Methode praktizieren könne. Ich erklärte ihm, daß sich meine Frau gerne zur Verfügung stelle, womit er auch einverstanden war. An seine eigene Frau, die es bitter nötig hatte, dachte er wohl im Moment auch nicht. Der Gedanke, daß sie so leiden mußte, obwohl sie einen Spezialisten an ihrer Seite hatte, ging mir lange nicht aus dem Kopf. Da mir dieser Umstand keine Ruhe ließ, suchte ich nach einer logischen Erklärung, die ich dann durch meine eigenen Erfahrungen bei der Behandlung von engsten Verwandten fand: Oft achten diese weniger auf ihren Rücken, da sie ja jemanden in der Nähe haben, der im Notfall ganz schnell helfen kann. Da ich als Therapeut mit großem Nachdruck darauf bestehe, daß eine bewußt gelebte gute Haltung maßgeblich zur Stabilität der Wirbelsäule beiträgt, kann ich Unachtsamkeit im Umgang mit dem Körper nicht unterstützen. Bei immer wieder auftretenden Schmerzen ist die Lernbereitschaft größer, und man achtet besser auf seine Gesundheit. Diese Selbstkontrolle ist keine Aufgabe des Behandlers, sondern das Heilen und Aufklären. Vielleicht war aber auch das hohe Alter von Rudolf Breuß der Grund, daß er seine Frau nicht mehr behandelte. Es gäbe noch einen dritten - allerdings nicht so einfach erklärbaren - Grund: Es ist mir aufgefallen, daß die Heilquote bei näheren Verwandten oft niedriger liegt als bei Fremden. Nachdem mir Rudolf Breuß seine Methode gezeigt hatte, und meine Frau von der Liege aufgestanden war, forderte mich Frau Breuß auf, das eben Gelernte an ihr auszuprobieren. Ich gab mir die größte Mühe, unter den Blicken von Rudolf Breuß, die Massage richtig nachzuvollziehen und war ziemlich erstaunt, als Frau Breuß nach Beendigung der Anwendung völlig gerade und ohne Schmerzen von der tiefen, heilbringenden Wirkung dieser Methode Zeugnis gab.

Nach Hause zurückgekehrt, kombinierte ich die Dorn- und Breuß-Methoden miteinander, die sich zu meiner Freude und aller, die in ihren Genuß kamen, vorzüglich ergänzten. Was mit der einen nicht gelang, schaffte die andere. Seither habe ich ein wahres Geschenk des Himmels in Händen, das ich gerne jedem Interessierten weitergeben möchte. Da Rudolf Breuß etwa zwei Jahre nach meinem Besuch starb und seine Nachkommen nicht viel übernommen haben, scheint es bis jetzt dem Zufall überlassen, jemanden zu finden, der seine Methode weitergibt. Das bestätigte mir ein Anruf, den ich kürzlich von einem Heilpraktiker erhielt. Er ist seit nunmehr vier Jahren auf der Suche, und obwohl ihm der Neffe von R. Breuß eine Adressenliste gab, kam er damit nicht weiter. Nun hatte er meine Telefonnummer zufällig von jemandem erfahren, der bei mir ein Seminar besucht hatte. Dies alles bestärkte meinen Beschluß, dieses Büchlein zu schreiben, und es wird wie immer dem Zu-Fall überlassen sein, wem es zur richtigen Zeit in die Hände fällt.

Bei den guten Erfahrungen, die mit diesen beiden Methoden gemacht werden, wird sich jeder, der damit in Berührung kommt, daran erfreuen können. Denn sie sind eine große Bereicherung, wenn man Gesundheit und Harmonie erreichen und damit letztendlich zur allgegenwärtigen Liebe seiner selbst finden will. Das ist für mich einer der Eckpfeiler vom Tempel Gottes, den seine Kinder im neuen Zeitalter des Wassermanns erbauen werden. Die einzelnen Zusammenhänge und Erfahrungen, Sinn und Zweck der Breuß`schen Bandscheibenmassage und der Dorn`schen Wirbelsäulenausrichtmethode, werde ich in den folgenden Kapiteln genauer erklären.

Kapitel III

Erfahrungen im Umgang mit der Breuß-Methode

Da Rudolf Breuß in seinem Büchlein nur kurz auf seine Massagemethode eingeht, werde ich in den folgenden Ausführungen das Nötige ergänzen und gleichzeitig auf die mir oft gestellte Frage antworten, warum eine Bandscheibe degenerieren kann. Meines Erachtens ist die häufigste Ursache dafür eine mangelnde Versorgung, sei es nun aufgrund von Stoffwechselstörungen oder von Blockierungen der Rückenmarksnerven, was dann zur Unterversorgung bestimmter Gebiete führt, und damit auch eine zu starke Belastung viel schneller negativ bemerkbar werden läßt. Oft ist auch zu wenig oder eine falsche Bewegung Mitursache dieser Unterversorgung, worauf ich in einem späteren Abschnitt ausführlicher eingehen werde. Interessanterweise habe ich in vielen Fällen festgestellt, daß nicht - wie oft angenommen - Übergewicht die Hauptursache für eine Bandscheibendegeneration ist, sondern häufiger eine Ileo-Sacralgelenks(Hüftbein-Kreuzbeingelenk)-Blockierung. Den Beweis liefern mir vor allem Patienten, die nach einer Bandscheibenoperation nach wie vor von Schmerzen geplagt sind. Mir ist aufgefallen, daß diese Kreuzbeinblockierungen trotz modernster technischer Geräte oft nicht festgestellt und deshalb häufig die degenerierte Bandscheibe, die aber nicht Hauptursache der Schmerzen ist, operiert wird. Aus diesem und vielen anderen Gründen möchte ich mich nahtlos der These von R. Breuß anschließen, daß es keine verbrauchten Bandscheiben gibt. Ich kenne nur degenerierte Bandscheiben und bin der Überzeugung, daß eine vollständige Regenerierung erreicht werden kann, auch wenn das die meisten Ärzte verneinen. Was sie dabei nicht sehen: Eine Maschine nutzt sich ab, nicht aber der Mensch. Er regeneriert sich so lange er lebt und unterliegt mit all seinen Organen, Knochen, Gelenken sowie seinem Gewebe einem dauernden Auf- und Abbauprozeß. Dadurch ist er bis ins hohe Alter in der Lage, sich langfristig immer wieder neuen Lebenssituationen und Belastungen anzupassen. Wenn diese Anpassungsfähigkeit nicht mehr funktioniert, so hat das logische Ursachen, die häufig wiederum direkt an der Wirbelsäule, zu finden sind. Darauf werde ich bei der Beschreibung der Dorn-Methode ausführlicher eingehen.

Zuerst möchte ich erklären, worauf sich der Erfolg der Breuß-Methode gründet. Breuß erklärt sein Vorgehen am Beispiel eines nassen Schwamms, auf dem er solange ein Gewicht liegen läßt, bis dieser ausgetrocknet ist. Das Ergebnis ist eine plattgedrückte Scheibe. So ähnlich geschieht dies bei einer Bandscheibe, die durch einseitigen oder zu starken Druck sowie zusätzliche Stoffwechselstörungen stark belastet wird. Denn der Mensch muß beim Stehen oder Sitzen im Durchschnitt einem Druck von ca. 135 kg, beim Liegen immer noch von etwa 40 kg des Wirbelkörpers auf die Bandscheibe standhalten. Wenn das Gewicht vom Schwamm weggenommen und anschließend Wasser aufgegossen wird, quillt dieser zur alten Form auf. Dies ist bei der Durchführung der Breuß-Methode für Bandscheiben möglich.

Vorbereitung zur Breuß-Massage

Wichtig ist dabei, daß der Patient locker und krampffrei mit einigermaßen geradem Nacken mit dem Gesicht nach unten auf dem Bauch liegt. Hier eignen sich am besten Massageliegen mit Nasenschlitz. Die Arme liegen gestreckt mit den Handinnenflächen nach oben neben dem Rumpf. Die Füße sollten leicht gegrätscht und etwas erhöht gelagert werden.

Es ist darauf zu achten, daß das Gesäß während der ganzen Behandlung locker und unverkrampft bleibt und keine zusätzlichen Schmerzen auftreten. Ist der Therapeut Rechtshänder, so steht er rechts vom Patienten, als Linkshänder links. Ich halte es für wichtig, vor der eigentlichen Behandlung (behandeln = Hand an- oder auflegen) eine Schmerzprobe durchzuführen. Fühlt der Patient schon bei einer leichteren Berührung Schmerz, ist abzuklären, ob eine Osteoporose (Schwund des festen Knochengewebes, dadurch Minderung der mechanischen Belastbarkeit, Neigung zu Frakturen) oder ein Wirbelgleiten (wenn z.B. ein Wirbelkörper in den Bauchraum rutscht) vorliegt. Ist das der Fall, so ist von einer Massage abzuraten oder diese nur mit ganz leichten, aber ohne Druck durchgeführten Bewegungen zu versuchen, um dem Patienten Linderung zu verschaffen. Generell gilt, daß eine Breußmassage nur von jemandem durchgeführt werden soll, der – etwa bei einem Seminarbesuch – praktische Erfahrungen gesammelt hat.

Durchführung der Breuß-Massage

Zur Behandlung wird Johanniskrautöl (Johanniskraut in Olivenöl angesetzt) benutzt. Hiervon massiert man einige Tropfen auf dem Kreuzbein ein und zieht dann mit leichtem Druck von der Lendenwirbelsäule ausgehend mit der flachen Hand über das Kreuz- und Steißbein nach unten bis weit über das Gesäß. Dieser Vorgang wird mehrmals wiederholt und löst dabei den Druck auf den Bandscheiben im Lendenbereich. Es ist wichtig, daß der Therapeut am Schluß der einzelnen Ausstreichungen ganz langsam den Druck am Gesäß losläßt. Nun fährt er mit dem Zeige- und Mittelfinger der rechten Hand links und rechts der Dornfortsätze nach unten, während er vorweg mit der Handkante der linken Hand leichten Druck auf die Dornfortsätze ausübt. Die Finger der Massagehand zeigen in Richtung Füße des Patienten. Diese Behandlung wird stufenweise, beginnend bei den Lendenwirbeln, und dann durchgehend vom Nacken aus mehrfach übers Gesäß ausstreichend durchgeführt. Dabei wird das Eindringen des Johannisöls auf die Bandscheiben stark gefördert und gleichzeitig der Druck auf die Bandscheiben gemildert. Beim nächsten Schritt geht man im gleichen Rhythmus vor, das heißt, im Lendenbereich beginnend, nach oben stufenweise, um dann mehrmals von der Halswirbelsäule aus bis übers Gesäß durchzufahren. Dabei legt man mit den Fingerspitzen zum Kopf zeigend, die Mittelfinger je links und rechts neben die Dornfortsätze, während die Zeigefinger auf den Dornfortsätzen liegen. Bei diesem Schritt werden die Muskeln und Bänder im Wirbelsäulenbereich weiter entspannt und teilweise die dadurch verursachten Wirbelverschiebungen korrigiert. Dies geschieht fast immer vollkommen schmerzfrei. Bei akuten Ischiasbeschwerden ist ein Massieren über das Gesäß hinaus nicht angebracht. Nun wird auf die Wirbelsäule Seidenpapier gelegt, auf dem dann mehrmals nach unten ausgestrichen wird. Dies führt wiederum zu einer Entspannung und gleichzeitig werden die Polaritäten im Körper (yin und yang, plus und minus) durch einen Magnetisierungseffekt ausgeglichen. Anschließend legt der Therapeut ein Handtuch über das Papier und legt seine Hände mit gespreizten Fingern mindestens eine Minute erst auf den Lendenbereich, dann auf den Brustbereich, wobei eine starke Wärme entsteht. Danach wird das Papier entfernt und noch einige Male über das Kreuzbein nach unten ausgestrichen. Nun kann der Patient zugedeckt noch einige Minuten so liegen bleiben. Das anschließende Wirbelrichten mit der Dornmethode ist nun leichter durchzuführen, da der Patient viel entspannter ist. Selbst Beinlängenunterschiede, die nicht durch luxierte Gelenke verursacht sind, sowie leichte Skoliosen (Wirbelsäulenverkrümmungen) werden oft bereits durch die Breußmassage korrigiert. Ebenfalls positiv beeinflußt werden bei der Breuß-Massage Meridiane, die wie wir von der Akupunktur her wissen, für das Fließen von Energien verantwortlich sind.

Als ich von der Begegnung mit Rudolf Breuß nach Hause zurückkehrte, habe ich seine Massage sofort an Rückenleidenden praktiziert und dabei sehr schnell die große Tragweite erkannt. Patienten mit Osteoporose (Knochenschwund), so schreibt Rudolf Breuß in den Unterlagen, die er mir mitgab, sollten nicht behandelt werden. Damit wollte er meines Erachtens nur den Therapeuten davor warnen, etwas Unbedachtes zu tun. An diesem Punkt muß aber jeder seine eigenen Erfahrungen machen. Ich beispielsweise kam zu einem anderen Ergebnis: Als eines Tages eine ältere Dame aus Heilbronn mit der Diagnose fünfzigprozentige Skoliose und einer Osteoporose zu mir kam, und scheinbar deswegen unter ständigen Schmerzen litt, suchte ich nach einer Lösung, weil ich ihr einfach helfen wollte. Ich hörte auf meine innere Stimme und beschloß, die Breuß-Massage ganz vorsichtig anzuwenden. Das Resultat war erstaunlich: Schon nach der ersten Anwendung war die Frau zwei Tage lang schmerzfrei. Beim zweiten Mal konnte ich sie dann schon leicht mit der Dorn-Methode behandeln, was ohne Breuß-Massage unmöglich gewesen wäre. Und so habe ich mir angewöhnt, wenn die Dorn-Methode bei einem Bandscheibenvorfall, einer stärkeren Skoliose oder Osteoporose nur wenig oder gar nicht funktioniert, zunächst die Breuß-Massage durchzuführen. Auf einen erfolgreich abgeschlossenen Fall blicke ich gerne zurück, da er auch zeigt, wie wichtig die Zusammenarbeit von mehreren Personen ist, wenn es um schwierige Rückenleiden geht. Eines Tages meldete sich bei mir eine Krankenschwester wegen ihrer sechzehnjährigen Tochter, die unter einer über fünfzigprozentigen Skoliose litt. Sie fragte mich, ob meine Methoden bei dieser Diagnose überhaupt noch etwas bewirken könnten. Sie erzählte mir darüber hinaus, daß die Orthopäden dringend zu einer Operation geraten hatten, bei der die Wirbelsäule an zwei Eisenstäben befestigt und damit begradigt werden sollte. Ich antwortete der Frau, daß ich bisher noch wenig Erfahrungen mit solch extremen Veränderungen der Wirbelsäule gemacht hätte, aber bereit wäre, eine Behandlung zu versuchen. Da ich schon des öfteren bemerkt hatte, daß ein durch Skoliose verursachter Beckenschiefstand nach dem Einsatz der Breuß-Massage ausgeglichen war, konnte ich mir vorstellen, damit vielleicht auch eine Skoliose heilen zu können. Gleich nach der ersten Anwendung der Breuß- und Dorn-Methoden bemerkte ich, daß bei dem Mädchen eine Besserung eingetreten war. Nach der dritten Behandlung war die Skoliose um über 27 Prozent zurückgegangen, weshalb der leitende Arzt der orthopädischen Klinik von der Operation Abstand nahm. Ich überredete nun die Mutter, die Behandlung ihrer Tochter selbst weiterzuführen, denn mir war klar, daß die restlichen 23 Prozent eine häufigere und längere Behandlung notwendig machten. Darüber hinaus waren krankengymnastische Maßnahmen zur Stärkung und Veränderung der Rückenmuskulatur notwendig. Nach zwei Jahren war das Mädchen dann geheilt. Der Professor, der die ganze Entwicklung beobachtet hatte, konnte nur sagen: „Hut ab vor dieser Methode!“ Ich habe inzwischen viele Bandscheibenvorfälle, die mit Hilfe der Computer-Tomographie diagnostiziert worden waren, durch drei bis sechs Behandlungen geheilt. Zahlreiche dieser Fälle waren schon zur Operation angemeldet gewesen. Manch einer der Geheilten setzte sich anschließend nochmals einer Bestrahlung aus, weil er es nicht glauben wollte, daß seine Probleme so einfach gelöst worden waren.

Das wäre nicht notwendig gewesen! Gerade auch diese Rückmeldungen und Erfahrungen haben mich in dem Beschluß gestärkt, durch meine Aufzeichnungen möglichst viele Menschen auf diese so einfachen wie ungefährlichen Behandlungsarten aufmerksam zu machen.

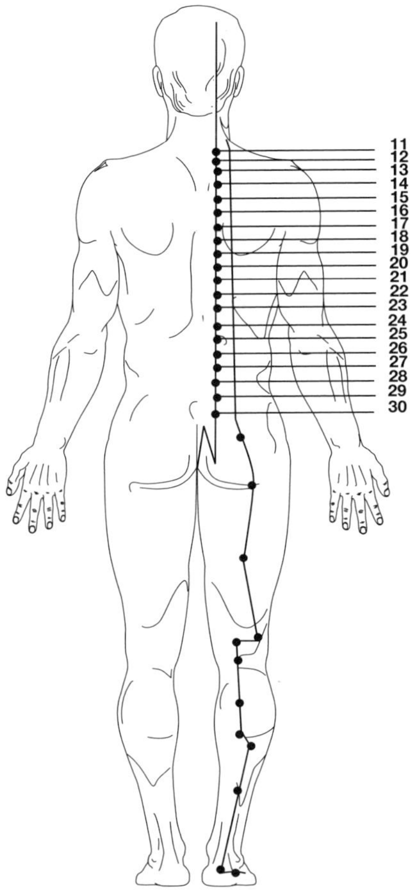

Die Beeinflussung des Blasenmeridians durch die Anwendung der Dorn- und Breuss-Methode kann in den unten angegebenen Bereichen, falls dort Störungen vorhanden sind, zu einer deutlichen Verbesserung führen.

11 1. BW; Verbindung zum Dünndarmmeridian
Erkältung, Fieber, Hals, Sprech- und Schluckbeschwerden, Beklemmungsgefühl, Rückenschmerzen, Nackensteifigkeit, Knieschmerzen, Beinschwäche, Ermüdbarkeit, Spasmen in allen Gliedern, Epilepsie.

12 2. BW; Kräftigt den Lungenmeridian
Fieber, erschwerte Atmung, Husten, Rückengeschwüre, Nasenbluten, Schwindel, Hitzegefühl in der Brust, Übelkeit, Bronchitis, Asthma, Pleuritis.

13 3. BW; kräftigt den Lungen und Nierenmeridian
Rückgratverkrümmung, Erschöpfung, Kurzatmigkeit, nächtl. Schwitzen, Übelkeit, Appetitlosigkeit, Leibschmerzen, Nackensteifigkeit, Krämpfe, Struma, Schluckbeschwerden, Epilepsie, Anfallsgeschehen.

14 4 BW; Harmonisiert den Kreislaufmeridian
Übelkeit, Erbrechen, Klumpengefühl im Bauch, Husten, Zahnweh.

15 5. BW; Harmonisiert den Herzmeridian
Husten, Nervosität, Vergesslichkeit, verzögerte Sprechfähigkeit, Schwitzen, heiße Hände und Füße, hochrote Lippen, rheumatische Herzkrankheiten, Herzrhytmusstörungen, Epilepsie, Schizophrenie.

16 6. BW;
Wechselfieber mit Schmerzen, Kollern im Bauch, Schluckauf, Endokarditis, Perikarditis, Mastitis, Juckreiz.

17 7. BW; spannungslösend
Nächtlicher Schweiß, (Niere), Erbrechen, Abneigung gegen Speisen, Leibschmerzen nach dem Essen, Müdigkeit, Schluckbeschwerden, Koliken, Völlegefühl.

18 9. BW; kräftigt Leber- und Gallenmeridian, löst Blockaden
Jähzorn, Husten, Rückenschmerzen, Nervosität, Wadenkrämpfe, Augenkrankheiten, Schwindel, Gelbsucht, Regelstörungen.

19 10./11. BW; wirkt auf Galle-, Milz- und Magenmeridian
Kopfschmerzen, Schwellung der Achselhöhle, trockener Mund, Halsschmerzen, Übelkeit, Schwellung und Schmerzen im Unterleib, Schlaflosigkeit, Nachtschweiße, Erschöpfbarkeit.

20 11 BW; wirkt auf Milzmeridian
Abmagerung trotz Essen, Völlegefühl, Schluckauf, Ödeme, Durchfall, Erschöpfung, Geschwüre, Ausschläge, Blutarmut, Leber.

21 12. BW/1. LW; wirkt auf Magen- und Milzmeridian
Appetitlosigkeit, Abmagerung, Unterleibsschmerzen, Gastritis, Magenerweiterung, Magensenkung, Magengeschwüre, Pankreatitis, Leberentzündung, Schlafstörungen.

22 1. /2. LW; wirkt auf Wärmeregulation und Säftehaushalt
Gastritis, Darmentzündung, Nierenentzündung, Wassersucht im Bauchraum, Nervenschwäche.

23 2. /3. LW; wirkt auf Nierenmeridian, bessert Gehör und Sicht
Mangelnde Wärme, Abmagerung, Schwerhörigkeit, Kurzatmigkeit, Beinschwäche, Impotenz, Unfruchtbarkeit, Blasenentleerungsstörungen, Ausfluß, Durchfall, Nierensenkung, Ischias, Anämie, Epilepsie, Ängstlichkeit, Erschöpfbarkeit, Bandscheibenschäden.

24 3. /4. LW; Energieausgleichsreservoir
Kräftigt Lenden und Knie, bei Hämorrhoiden.

25 4. /5. LW; Magen- und Dickdarmmeridian
Verstopfung, Durchfall, spärliche Wasserausscheidung, Bauchschmerzen, Rückenschmerzen, Rückensteifigkeit, Koliken.

26 5. LW/Kreuzbein (S);
bei Durchfall, Miktionsbeschwerden, schwache Lenden, Myome und Tumore im Unterleib.

27 bei S 1; wirkt auf Dünndarmmeridian, harmonisiert Blase
Enuresis (Bettnässen), Schmerzen im Rectum, Hämorrhoiden, Durchfall, Ödeme, Kopfschmerzen, Müdigkeit, Darmentzündung, Verstopfung, Samenverlust, Ausfluß.

28 bei S 2; wirkt auf Blasenmeridian,
Beschwerden beim Wasserlassen aller Art, Verstopfung, Durchfall, Wadenkrämpfe, kraftlose, steife Knie, Rückenschmerzen, Myome, Zysten usw.

29 bei S 3; wirkt auf Rückenmuskulatur, Nieren- und Blasenmeridian
fehlendes Schwitzen, eitriger Durchfall, Bauch- und Rückenschmerzen.

30 bei S 4;
Blasenbeschwerden, Beinschwäche, kalte Beine und Füße, Krämpfe, Taubheit, Lähmungen von Händen und Füßen, Blutungen außerhalb der Regel, Ausfluß, Samenverlust, Enddarmentzündung, Gebärmutterschleimhautentzündung.

Kapitel IV

Erfahrungen im Umgang mit der Dorn-Methode

Wirbelsäulenerkrankungen, Bandscheibenleiden, degenerative Veränderungen, Abnutzung: Landläufig spricht man von Hexenschuß und Kreuzschmerzen, in der medizinischen Wissenschaft von Ischias, Diskushernie, Prolaps, Skoliose und Osteoporose. All diese Erkrankungen kann man mit der Dorn-Methode in vielen Fällen leicht und ungefährlich behandeln und heilen. Sie ist eine segensreiche, aber von der Schulmedizin noch nicht anerkannte Heilmethode, die es auch dem Laien ermöglicht, mit etwas Geschick und Übung sich selbst und anderen zu helfen.
Frische Fälle sollten vorher geröngt werden, da eventuell ein Bruch vorliegen könnte.

Die Wirbelsäule ist nicht nur die zentrale Stütze des Körpers, sondern vor allem auch die Schutzhülle für das Rückenmark, das übergeordnete Steuerungssystem für alle Funktionen der Organe, des Gewebes, ja, für jede Zelle unseres Körpers. Schmerzen, Funktionsstörungen und Gewebeveränderungen - nicht nur im Rücken, sondern auch in jeder anderen Körperregion - lassen sich häufig auf eine Irritation der vom Rückenmark her ausstrahlenden Nerven zurückführen, und zwar in Folge einer Verschiebung, Fehlstellung oder Blockierung einzelner oder mehrerer Wirbel. Diese fundamentale Tatsache wurde leider von der Schulmedizin noch nicht wahrgenommen. Und die Patienten sind fast immer höchst erstaunt, wenn sie von mir erfahren, daß viele ihrer Beschwerden von

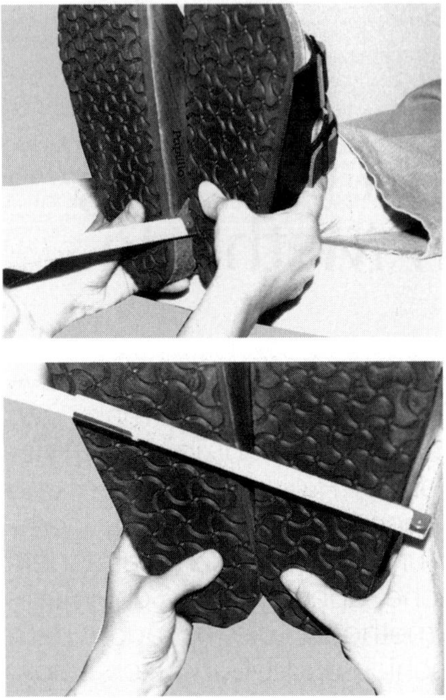

Bild 1
Nach der Übung Gleichstand mit langgestreckten Beinen.

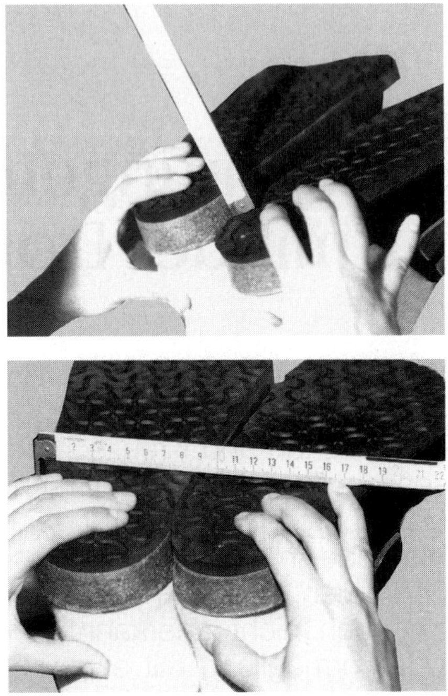

Bild 2
Nach der Übung Gleichstand mit abgewinkelten Beinen.

der Wirbelsäule herkommen, und noch erstaunter sind sie, wenn diese Beschwerden dann nach einer Wirbelsäulenbehandlung verschwunden sind. Die sensible und geübte Hand eines Therapeuten kann die Wirbelsäulenfehlstellung fühlen und korrigieren. Eine wichtige mechanisch-statische Bedingung für die gerade Wirbelsäule ist eine waagrechte Beckenlage, was zwei gleich lange Beine voraussetzt. Damit der Therapeut feststellen kann, ob das der Fall ist, muß der Patient zunächst langgestreckt und ganz gerade auf dem Rücken liegen (Bild 1). Zuerst drückt der Therapeut mit den Daumen gleichmäßig auf die Absätze. Dabei müssen sie auf gleicher Höhe sein. Ist dies nicht der Fall, muß von einer Subluxation ausgegangen werden. Eine Beinlängendifferenz kann aber auch von einer Skoliose (Wirbelsäulenverkrümmung), von starken Verspannungen der Rückenmuskulatur oder von einer Beckenverwringung kommen. Hebt der Therapeut anschließend die Beine nach oben (Bild 2), so müßten die Absätze oder Fersen ebenfalls auf gleicher Höhe sein. Entsteht beim Hochnehmen der Beine ein Unterschied, weist dies meist auf eine Kreuzbeinblockierung hin. In neunzig Prozent der Fälle ist aber eine Fehlstellung des Hüftgelenkes (Subluxation) nach meinen Beobachtungen die Ursache der Beinlängenunterschiede. Das heißt: Der Kopf des Oberschenkelknochens liegt nicht optimal in der Hüftgelenkspfanne und hat damit die Verlängerung des Beines verursacht. Nur zehn Prozent der Fälle verteilen sich auf Knie- oder Fußgelenk, wobei das Knie den größeren Anteil hat. Ich höre jetzt natürlich die vielen kritischen Stimmen, die ihr Wissen schulmedizinischen Studien verdanken: Das kann ja gar nicht sein, da ein subluxiertes Gelenk so starke Schmerzen verursache, daß kein Mensch mehr in der Lage sei, zu gehen. Ich kann dazu nur sagen: „Denkste", und es bereitet mir auch immer wieder Freude, die Kritiker eines Besseren zu belehren. Aber nicht theoretisch, sondern praktisch, da man erst dann wirklich sieht und spürt, was los ist.

Ich kann mich noch gut an einen in der Krebsforschung tätigen Professor erinnern, der mich anrief und mir erzählte, daß er seine unterschiedliche Beinlänge seit ca. zehn Jahren durch einen höheren Absatz des rechten Schuhs ausgleiche. Nun habe er erfahren, daß ich diese Probleme ganz einfach und für immer lösen könne. Ich antwortete ihm, daß er wahrscheinlich an einer Hüftgelenkssubluxation leide. Darauf fuhr er mich heftig an, daß dies seine Kollegen aus der Orthopädie dann doch bestimmt längst herausgefunden hätten und nann-

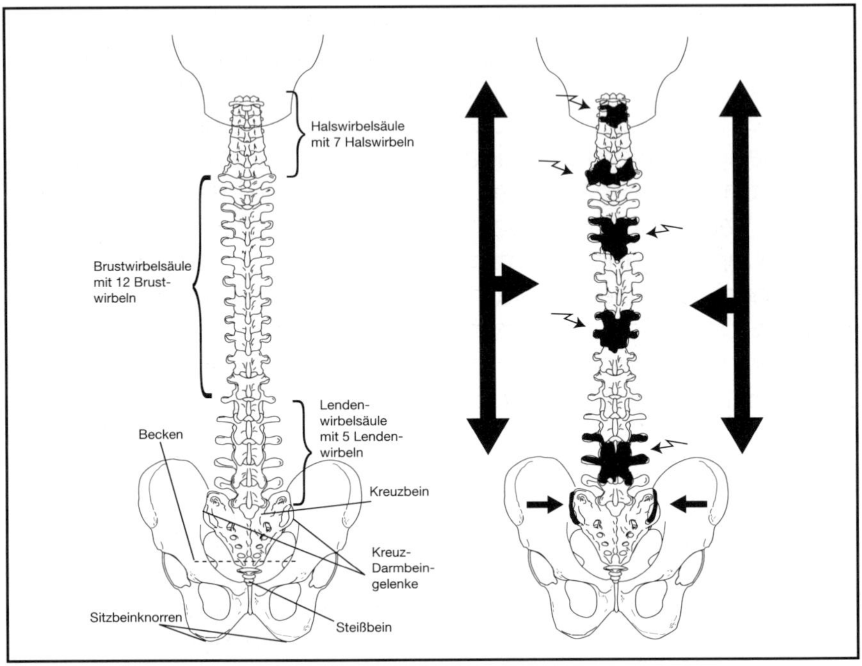

Auf der oben abgebildeten Darstellung sehen Sie links eine aufrechte Wirbelsäule mit einer waagrechten Beckenlage, während die rechte Aufzeichnung einen Beckenschiefstand und die damit zusammenhängenden möglichen Wirbelsäulenveränderungen aufzeigt.

te mir mehrere Kapazitäten, die ihn untersucht hätten. Ich schlug ihm vor, einfach einmal bei mir vorbeizuschauen damit ich ihm zeigen könne, was seine Kollegen eben nicht festgestellt hätten, sonst müßten seine Beine jetzt gleichlang sein. Ich fragte ihn dann noch, ob ein Stück eines Beinknochens herausgesägt worden wäre. Diese Frage mag recht zynisch klingen, weshalb ich folgendes dazu erzählen möchte: Eines Tages, ungefähr zu dem Zeitpunkt, als mich besagter Professor wegen seiner unterschiedlichen Beinlänge konsultierte, traf ich einen etwa 25jährigen Mann, den ich flüchtig kannte. Mir fiel an ihm auf, daß er sehr stark humpelte, worauf ich ihn neugierig nach dem Grund fragte. Die Antwort war: Um seine Beinlängendifferenz auszugleichen – worauf wohl seine Rückenschmerzen zurückzuführen waren – operierte man ihm am längeren Bein ein Stück Knochen heraus. Dabei hatte man - wie er mir versicherte – scheinbar zuviel weggesägt. Dazu kam noch eine Lungenembolie, an der er fast gestorben wäre. Jetzt ist das nicht operierte Bein länger, weshalb er nicht mehr richtig laufen kann. An sein gesundes Bein lasse er nun keinen Chirurgen mehr ran, da er froh sei, den Eingriff überhaupt überlebt zu haben. Ich habe ihm natürlich nicht gesagt, daß ich seinen Beinlängenunterschied auch ohne Operation höchstwahrscheinlich mit einem Griff behoben hätte. Da mir solche und ähnliche Dinge des öfteren in der Praxis begegnet sind, bitte ich die zuweilen vielleicht etwas zynisch klingenden Bemerkungen zu entschuldigen, doch entsprechen sie leider der Wahrheit.

Um nochmals auf den Professor zurückzukommen: Meine Auskunft ließ ihm wohl keine Ruhe mehr, er kam tatsächlich und konnte zusehen, wie ich sein linkes Bein mit nur einer Übung, mit der ich eine Hüftgelenkssubluxation zu beheben pflege, wieder in die richtige Länge brachte. Um auch noch zu demonstrieren, wie leicht seine Hüfte herausrutschen kann, da ja die Bänder, die sie zusammenhalten, um eben diese Länge überdehnt sind, zog ich sie mehrmals mit einer leichten Bewegung heraus. Mit dieser praktischen Vorführung hatte ich ihn überzeugt und könnte damit sicherlich auch viele andere Kritiker überzeugen, wie das ein weiterer Fall zeigt, der sich bei einem meiner Seminare in München ereignet hat. Hier hatte ich einen Therapeuten vor mir, der mir meine erfolgreiche Behandlungsmethode auch nicht abnehmen wollte, obwohl ich sie ihm schon mehrfach demonstriert hatte. Er kam mit den üblichen, während seiner Ausbildung gelernten Argumenten. Der Zu-Fall wollte es, daß eine Seminarteilnehmerin so nebenbei bemerkte, sie habe schon seit Jahren Schmerzen im Knie. Ich bat sie, sich auf den Rücken zu legen. Dann forderte ich den Therapeuten auf, so, wie ich es vorgemacht hatte, bei ihr die Länge der Beine zu kontrollieren. Dabei stellte er fest, daß das Bein, an dem das Knie schmerzte, um eineinhalb Zentimeter länger war als das andere. Er wiederholte jetzt am Kniegelenk der Frau jene Übung, die ich den Teilnehmern zuvor gezeigt hatte, um die Subluxation im Kniegelenk zu egalisieren. Nach zweimaliger Anwendung – und Überprüfung – waren dann beide Beine gleich lang, und der Therapeut war endlich davon überzeugt, daß sich Gelenksfehlstellungen mit einem kurzen Griff, den der Patient sogar an sich selbst durchführen kann, beheben lassen. Die wenigsten Orthopäden kennen diesen Griff, und bis heute ist es nicht gelungen, Professoren davon zu überzeugen, die an Universitäten Orthopäden ausbilden. So werden weiterhin Absatzerhöhungen verordnet, um die Fehlhaltung zu stabilisieren, die im Laufe der Jahre zu Schmerzen im Hüft- und Lendenwirbelbereich und schließlich zu einer Hüftoperation führen.

Absatzerhöhungen sind also fast immer völlig fehl am Platz! Dies gilt auch für die Behandlung von Hüftsubluxationen bei Kleinkindern, bei denen nach einfacher Richtigstellung der Hüftgelenke – so wie ich es praktiziere – auf das Tragen der so weit verbreiteten Spreizhose verzichtet werden könnte. Ich finde es traurig, daß Orthopäden, Chiropraktiker, aber auch Heilpraktiker und andere Therapeuten so wenig neuen natürlichen Behandlungsmethoden gegenüber aufgeschlossen sind und immer noch nach traditionell Erlerntem verfahren. Ich habe in meinen Seminaren schon die interessantesten Dinge erlebt, und es war in allen Fällen klar beweisbar, daß die von der Schulmedizin gelernten Techniken häufig versagt haben. Da nahm beispielsweise eine Frau an meinem Kurs teil, die eine Beinlängendifferenz von etwa 2 cm aufwies. Ein anwesender Heilpraktiker bot sich an, diese Fehlstellung mit seinem ganz neu erlernten Wissen zu korrigieren. Wir schauten ihm alle bei der Behandlung zu, und tatsächlich schaffte er es durch verschiedene Bewegungen am kürzeren Bein einen Beinlängengleichstand herzustellen. Ich bat die Frau, nun selbst mit der bei mir erlernten Übung das ursprünglich längere Bein hereinzuschieben. Das tat sie auch! Jetzt war das ehemals kürzere Bein um 2 cm länger. Auf die Frage nach dem Warum, gibt es eine einfache Antwort: Durch das Herausziehen des kürzeren und das Hereinschieben des längeren Beines muß sich automatisch wieder eine Differenz ergeben. Um einen Gleichstand zu erreichen, mußte sie natürlich auch dieses Hüftgelenk wieder einschieben. Da Fehlstellungen der Hüftgelenke meist einen Beckenschiefstand verursachen und dadurch die Statik der Wirbelsäule negativ beeinflussen, kann sich jeder vorstellen, welche Probleme dies auf Dauer mit sich bringt, sich letztlich bis zur Halswirbelsäule auswirken muß. Das ist erklärbar, denn die unterschiedliche Länge der Beine muß unter anderem auch im Schulterbereich ausbalanciert werden. Dadurch werden die Haltung und der gesamte Bewegungsablauf unnatürlich. Deshalb kommt es häufig zu Verspannungen sowie zu Überdehnungen des Muskel- und Bandapparates. Das wiederum unterstützt das Herausrutschen der einzelnen Wirbelkörper. Die dadurch blockierten Nerven führen wiederum zur Unterversorgung bestimmter Körperregionen, womit der fatale, Krankheiten verursachende Kreislauf eröffnet ist. Allein deswegen schon kontrolliere ich bei jedem, der zu mir kommt, erst einmal die Beinlänge.

Es ist daher sehr sinnvoll, von Zeit zu Zeit eine Beinlängenkontrolle durchzuführen. In der Regel ist das länger gewordene Bein das behandlungsbedürftige; darum ist mehr auf dieses Bein zu achten, als auf die Schmerzstelle selbst, welche sehr oft auf das benachbarte Gelenk ausstrahlt. Wenn sich Gelenke lockern, so liegt es meines Erachtens weniger an Abnützungserscheinungen als vielmehr an den erschlafften und überdehnten Gelenksbändern, deren Aufgabe es ist, die

Gelenke zusammenzuhalten. Es dauert oft einige Wochen, bis die Bänder gestrafft sind und die Gelenke wieder halten.

41Und dann gibt es eine weitere Erfahrung, die ich häufiger mache: Es gibt immer wieder Fälle, bei denen zwar die Beine gleich lang zu sein scheinen, trotzdem aber Schmerzen auftreten. Hier führe ich einfach an einem Hüftgelenk die bereits mehrfach erwähnte Übung durch, wobei sich dann oft doch noch eine Beinlängendifferenz ergibt. Die Erklärung dafür ist ganz simpel: Beide Gelenke waren im Augenblick meiner ersten Überprüfung gleichmäßig subluxiert. Oft haben diese Personen Schmerzen im Bereich der Hüft-, Becken- und Leistengegend. Im Durchschnitt liegen die Subluxationen zwischen 1 und 4 cm, manchmal sogar noch darüber, wie ich es erst vor kurzem wieder erlebt habe. Es klingt zwar fast unglaublich, aber es stimmt! Ich habe wiederholt nachgemessen, weil ich es selbst nicht fassen konnte. Zu mir kam eine Frau und berichtete, daß sie schon seit Jahren Schmerzen im Lendenwirbelbereich, in der Hüftgegend, in beiden Leisten und in beiden Beinen hätte. Sie habe schon alle Möglichkeiten (Allgemeiner Arzt, Orthopäde, Heilpraktiker einschließlich Computertomographie von LWS und Hüfte) ausgeschöpft,

Während dieses Heilungsprozesses zumindest rate ich von Stretching-Übungen, wie auf Abb. 1 zu sehen, dringend ab.

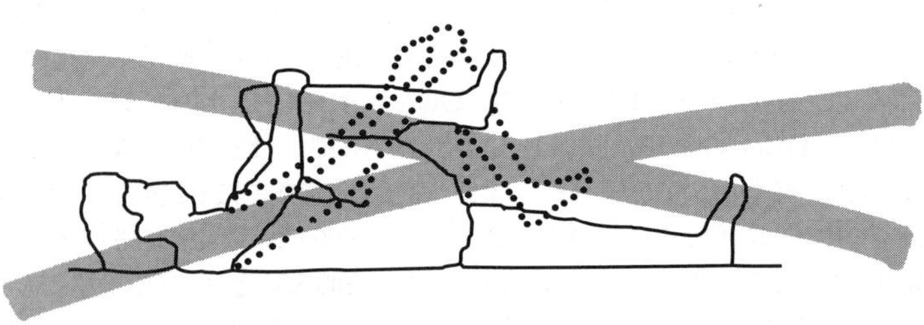

Abb. 1

aber man habe nichts gefunden. Jetzt habe man sie als neurotisch eingestuft und wolle, daß sie sich einer entsprechenden Behandlung unterziehe. Durch die ständigen Schmerzen war sie in inzwischen tatsächlich mit ihren Nerven am Ende. Dabei lagen die Ursachen im körperlichen Bereich! Denn beim Kontrollieren der Beinlänge stellte ich eine Differenz von 2 cm fest, worauf ich sie die Übung zweimal hintereinander selbst vornehmen ließ. Was ich dann sah, hat selbst mich stark überrascht. Das zuvor kürzere Bein war jetzt um 6 cm länger, was wiederum für das andere Hüftgelenk eine 8-cm-Subluxierung bedeutete. Ein absoluter Rekord! Nachdem sich die Frau von ihrem Staunen erholt hatte – denn auch sie hatte den Unterschied deutlich wahrgenommen –, war sie sichtlich erleichtert, als ich ihr erklärte, daß diese gewaltige Fehlstellung Quelle ihrer schrecklichen Schmerzen sei. Hinzu kam noch eine starke Ileosacral-Kreuzbeingelenksblockierung sowie Verschiebungen der L 5- und L 3-Wirbel. Daß dies alles trotz modernster medizintechnischer Mittel nicht entdeckt worden war, gab mir stark zu denken.

Eine weitere Beobachtung, die ich im Laufe der Zeit gemacht habe, ist die, daß die Veränderung im Ileosacral-Kreuzbeingelenk sehr oft eine beidseitige Hüftsubluxation zur Folge hat. Ursache dafür sind häufig einseitiges Bücken, langes Autofahren oder das Überschränken der Beine beim Sitzen, da dabei bestimmte Bänder immer wieder überdehnt werden. Das ist ähnlich wie bei einem Gummiband, das immer wieder überstrapaziert und deshalb mit der Zeit lockerer wird. Grund für eine beidseitige Überdehnung ist meist eine Versorgungsblockade, die vom Kreuzbein ausgeht. Wie Sie aus der schematischen Auflistung im Anschluß dieses Kapitels ersehen können, wirkt sich eine Kreuzbeinblockade sowohl im Hüft- als auch im Beckenbereich, aber auch in Wirbelsäulenverkrümmungen aus. Ob die Wirbelsäulenverkrümmungen nun direkt von einer Kreuzbeinblockade (Informationsblockade) herrühren oder von einer daraus resultierenden Hüftsubluxation, die wiederum einen Beckenschiefstand bewirkt, konnte ich bis heute noch nicht eindeutig feststellen. Da ich in der Lage bin, beide Fehlstellungen in Ordnung zu bringen, das heißt die Ursachen dafür zu beseitigen, ist dies auch eher unwichtig. Kreuzbeinblockierungen zu erkennen und wieder in Ordnung zu bringen, erfordert ein wenig Übung, und jeder muß dabei seine eigenen Erfahrungen sammeln. Nun aber nochmals zurück zu den Hüften: Eine ungleiche Hüftgelenkslage über längere Zeit hinweg führt zu Krümmungen der Wirbelsäule und zur Veränderung des Gewebes, der Bänder und der Muskulatur. Dies kann sich bis zum Schulter- und Halsbereich auswirken und somit z.B. zu Leistenbrüchen, Hohlkreuz, Hodenbrüchen, Gebärmuttersenkungen, Schulter- und Armproblemen sowie Nackenverspannungen oder Kopfschmerzen führen.

Ein Hüftgelenk läßt sich sowohl im Liegen als als auch im Stehen wieder korrigieren. Man winkelt den Oberschenkel um 90 Grad ab und stellt das Bein langsam unter dem Gegendruck der Hand gerade. Auch operierte Hüften lassen sich so behandeln.

Wichtig ist dabei, daß nicht mit einem Handtuch oder mit beiden Händen, sondern nur mit einer Hand gezogen wird. Leider konnte ich in den letzten Jahren beobachten, daß verschiedene Dornseminaranbieter verschiedene Griffe zum Richten der Gelenke zum Nachteil verändert haben.

Näheres dazu kann man in meinem 2. Buch zur Dorn- und Breuß-Methode „Heilen“ über die Wirbelsäule Band 2 lesen.

Sämtliche Gelenke können selbst richtiggestellt werden:

Es sind ganz normale Bewegungen.

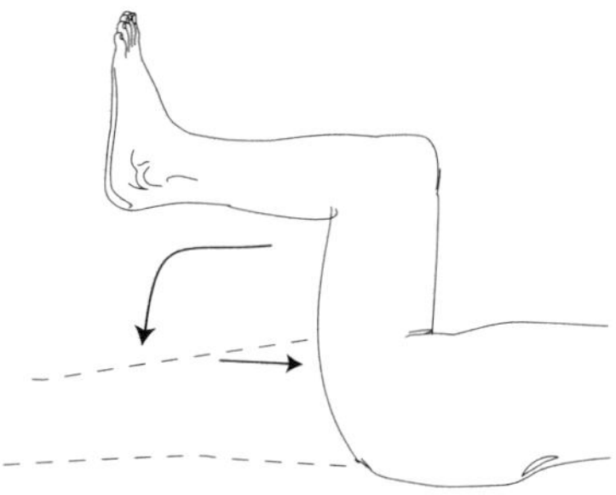

Hüfte: es geht am besten im Liegen; Hüfte abbiegen und beim Geradestellen mit der Hand am Oberschenkel dagegenhalten.

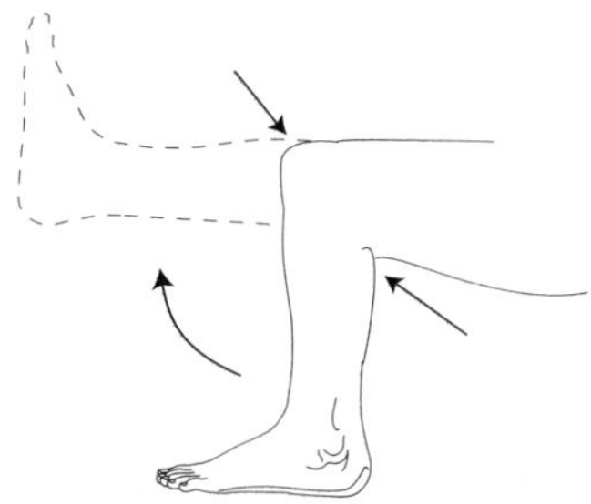

Knie: abbiegen und mit Druck auf die Kniescheibe und oberer Wade geradestellen.

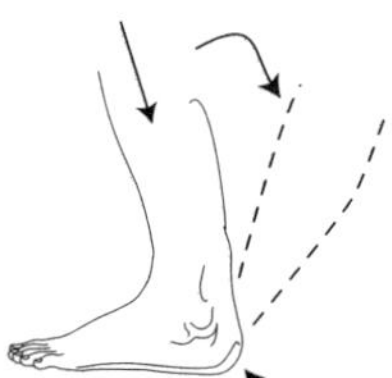

Fuß: voll auftreten, mit Bein vorziehen und mit Druck auf Fuß wieder zurückziehen.

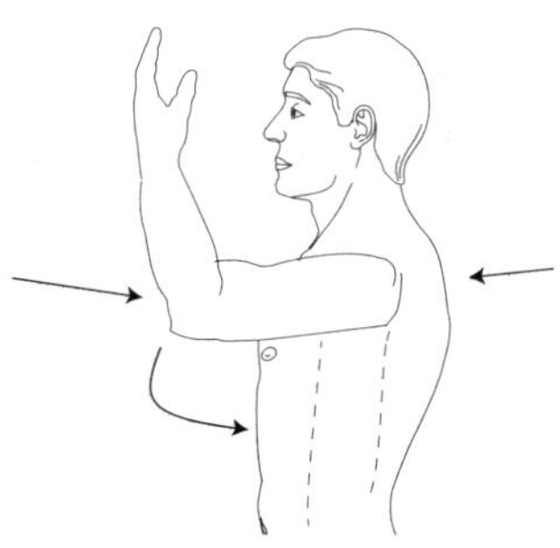

Achsel: Arm nach vorne strecken und mit Druck auf das Gelenk herunterbewegen.

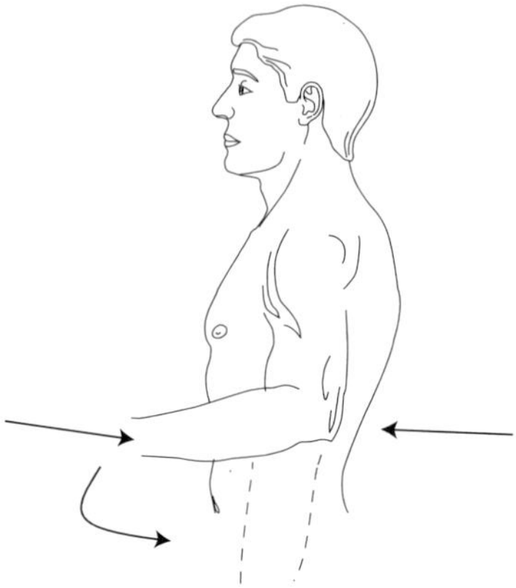

Elle: Elle abbiegen und mit Druck auf das Gelenk in Geradestellung bringen.

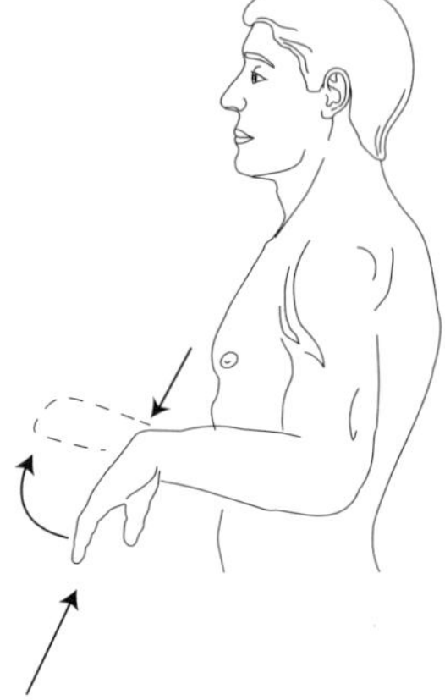

Hand: Hand normal nach innen biegen und mit Druck zum Gelenk in Geradestellung bringen.

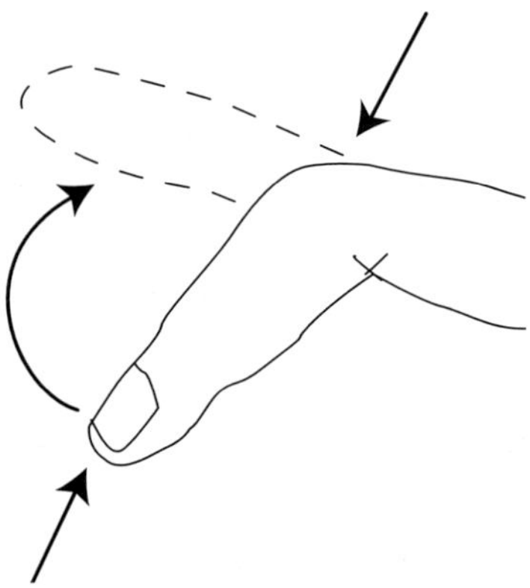

Finger/Zehe: abbiegen und mit Druck zum Gelenk geradestellen; dies gilt für alle 3 Gliedgelenke.

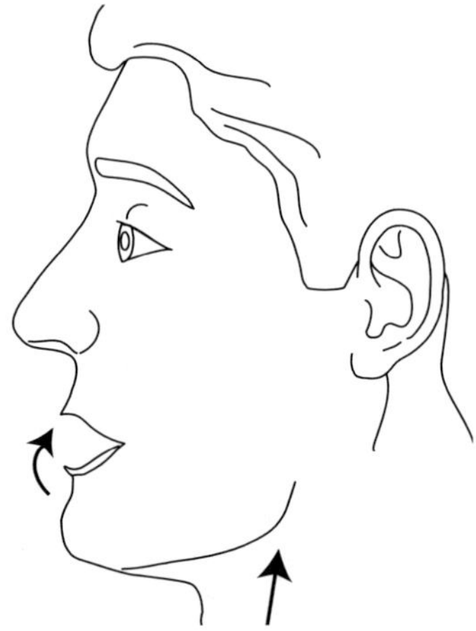

Kiefer: Mund öffnen und mit Druck der Handinnenseite auf die Unterkieferecken den Mund schließen.

Da ja an der eigentlichen Ursache für den Hüftschaden – überdehnte Bänder und blockiertes Kreuzbein – durch eine Operation nichts verändert wird, bleibt es oft nicht aus, daß schon nach kurzer Zeit erneute Komplikationen auftreten. Deswegen sollten gerade in diesen Fällen unbedingt die eigentlichen Ursachen behoben werden. Der Griff, der beim Einrichten des Hüftgelenks angewendet wird, hilft auch bei Beschwerden an anderen Gelenken wie beispielsweise Fuß-, Knie-, Schulter-, Elle-, Hand-, Finger- und Kiefergelenke. Die Übungen zum Richten der Gelenke, vor allem der Hüftgelenke, sollten am sinnvollsten vor dem Einschlafen praktiziert werden, da anschließend eine mehrstündige Ruhephase folgt. Aber auch tagsüber, vor allem nach ausgedehnten Autofahrten oder vor längerem Laufen, kann ich die Übung nur wärmstens empfehlen. Es kann zwischen einer Woche und mehreren Monaten dauern, bis ein Gelenk wieder in seiner richtigen Stellung hält. Während dieser Zeit sollte die Übung konsequent mindestens einmal, besser mehrmals am Tag, durchgeführt werden. Das gilt vor allem für das Hüftgelenk, denn die anderen Gelenke halten oft schon nach einer einmaligen Übung. Kniegelenke subluxieren im Vergleich zur Hüfte viel seltener und dann meinen Erfahrungen zufolge meist zwischen 1 und 2 cm, wobei der Rekord bei 4 cm liegt. Allerdings spreche ich hier von den Folgen eines Autounfalls. Ansonsten liegt die Ursache für die Schwäche der Bänder meist an der Verschiebung des dritten Lendenwirbels, der im Verhältnis zu den anderen Wirbeln besonders oft verrutscht.

Es gibt immer wieder Fälle, bei denen nach kurzer Zeit der Schmerzfreiheit ein Rückfall auftritt, obwohl der Beckenschiefstand behoben wurde. Vielleicht gibt es dann folgende Gründe: Der Patient geht beim Bücken nicht in die Knie, sondern führt die Bewegung aus dem Kreuz heraus, und fast immer einseitig aus, was automatisch auf der anderen Seite eine Überdehnung der Rückenmuskeln und -bänder zur Folge hat. Dies geschieht tagtäglich bei Arbeiten im Haushalt, Garten oder Beruf. So wird ein Rechtshänder eher zu einer Linksüberdehnung im Lendenwirbelbereich und ein Linkshänder eher zu einer Rechtsüberdehnung neigen. Ich konnte beobachten, daß Linkshänder eher zur beidseitigen, also ausgeglichenen Haltung neigen. Einige der häufigsten Ursachen für Wirbelverschiebungen sind unter anderem Arbeiten, die mit Stielgeräten wie beispielsweise Staubsauger, Gartengerät, Schaufel oder Schneeschippen durchgeführt werden. Aber auch die beruflich bedingten schweren und einseitigen Tätigkeiten, die etwa eine Krankenschwester oder ein Krankenpfleger zu verrichten haben, gehören zu den Spitzenverursachern von Wirbelsäulenproblemen. Bei Berufen, in denen schwere Lasten gehoben werden müssen, kommt zu Wirbelverschiebungen oftmals noch eine Degeneration der Bandscheiben hinzu. Patienten, die im oberen Brustwirbelbereich und an der Halswirbelsäule Verschiebungen haben und mich um Hilfe bitten, gehören vor allem Friseure, Bedienungen oder Hausfrauen. Verursacht werden die Beschwerden oft durch einseitiges Tragen von Kindern, Einkaufstaschen, Putzeimern, Getränkekästen oder Gießkannen usw. Auch die allgemein als leicht eingestuften Büroarbeiten bringen große Probleme in den oberen Bereichen der Wirbelsäule mit sich, Verspannungen, die durch einseitige Tätigkeit entstehen, oft auch durch mangelnde Bewegung, was in Folge von Durchblutungsstörungen das Funktionieren von Muskeln und Gelenken beeinträchtigt.

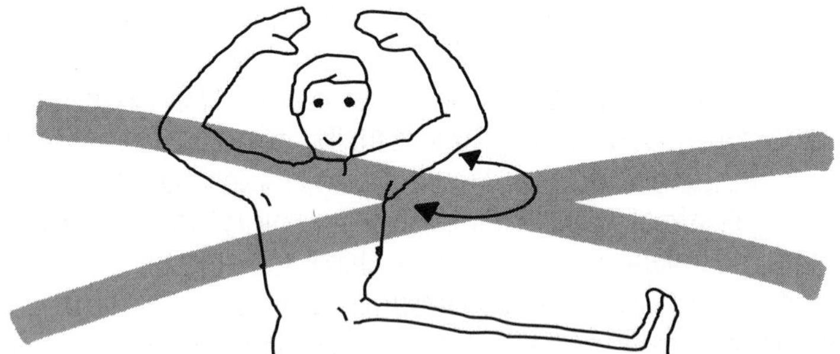

Abb. 2

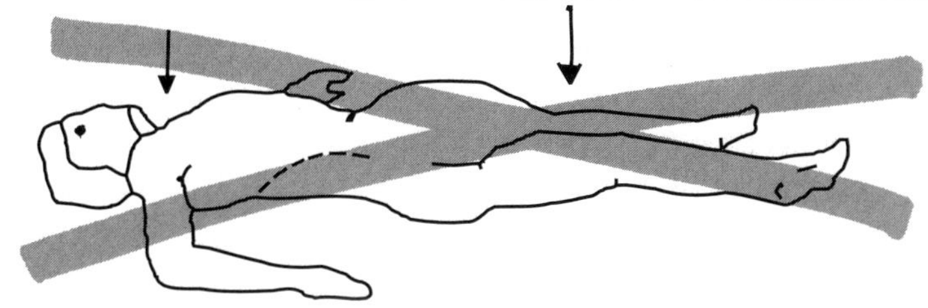

Abb. 3

Das bewirkt auf die Dauer, daß der Mensch einrostet anstatt gelenkig und beweglich zu bleiben, was ja schon das Sprichwort „Wer rastet, der rostet“ besagt. Deshalb würde ich jedem, der aufgrund seines Berufs zu wenig Bewegung hat, raten, für einen sinnvollen Ausgleich zu sorgen. Hierbei sollte jeder – je nach den Problemen, die vielleicht schon vorhanden sind – abwägen, was für ihn das Beste ist. Die wirbelsäulenfreundlichsten und -sinnvollsten sportlichen Betätigungen sind Rückenschwimmen, zügiges Gehen oder leichtes Joggen, am besten auf weichen Wald- oder Wiesenböden. Auch Radfahren sowie Ski-Langlauf sind zu empfehlen. Diese Bewegungsarten sind vor allem deshalb besonders geeignet, da sie den Körper nicht einseitig belasten. Das kann man von Tennis, Tischtennis oder vom Golfspielen nicht gerade sagen. Bei diesen Sportarten kommt es des öfteren durch einseitige Überdehnung zu Wirbelverschiebungen.

An dieser Stelle möchte ich Kritik an bestimmten Methoden der Krankengymnastik äußern. Es ist sehr häufig vorgekommen, daß, nachdem ich Wirbelverschiebungen gerichtet hatte, und der Patient eine deutliche Verbesserung verspürt hat, nach der Krankengymnastik wieder eine Verschlimmerung eingetreten ist. Für mich ist das eine logische Konsequenz. Da die meisten Schwierigkeiten durch Wirbelverschiebungen und diese wiederum durch einseitige Überdehnung verursacht werden, bringen die Überdehnungsübungen der Krankengymnasten den gerichteten Wirbel wieder in die Fehlstellung, die ich ja korrigiert hatte. Übungen, wie z. B. auf

Abb. 2 und 3 zu sehen sind, halte ich daher für sehr bedenklich. Ich möchte aber die Krankengymnasten in Schutz nehmen, denn schuld allein tragen die Urheber derartiger Übungen sowie der Arzt, der das Rezept verordnet hat. Solange er als Diagnose nur ein HWS- oder LWS-Syndrom aufschreibt, nicht aber, welche Wirbel wo und warum verschoben sind, kann der Krankengymnast nicht richtig therapieren. Am besten wäre den Patienten in Zukunft geholfen, wenn die Therapeuten selbst in der Lage wären, Wirbelverschiebungen zu diagnostizieren und zu beheben. Und das könnten sie mit Hilfe der Dorn-Methode - ohne Gefahr für den Patienten! Doch was wird statt dessen gemacht? Man röntgt, gibt Spritzen, verordnet anschließend eine sinnlose Therapie oder operiert gar. Und wenn dann immer noch keine Besserung eingetreten ist, schickt man die Patienten mit der Bemerkung nach Hause, es handle sich um Verschleißerscheinungen, die nicht mehr zu beheben seien. Anderen wirft man vor, sie seien Simulanten und würden sich die Schmerzen nur einbilden. Über die Kosten, die aufgrund von solchen, oft sinnlosen Behandlungen entstehen, möchte ich keine Rechnung aufstellen.

Auch die Chiropraktik wäre in 90 Prozent der Fälle überflüssig, da man mit der Dorn-Methode viel gezielter jeden einzelnen Wirbel erreichen und richten kann. Ganz abgesehen davon, daß durch das chiropraktische Einrenken, das meist mehrmals nötig ist, eine unnötige Überdehnung und ein Ausleiern des Problembereichs stattfindet, was bei der Dorn-Methode nicht passiert. So wäre den Leidenden heute oft schnell und sinnvoll geholfen, wenn in den Krankengymnastik- und Massageschulen diese segensreiche Methode gelehrt würde, was Herr Dorn und ich, aber auch andere, schon längst an Tausenden von Fällen bewiesen haben. Was diese Veränderung im Gesundheitswesen bedeuten würde, kann sich jeder selbst ausmalen.

Ich werde am folgenden Fall eine typische und immer häufiger auftretende Ursache für Wirbelverschiebungen darstellen. Ein ehemaliger Arbeitskollege - von Beruf Lkw-Fahrer - kam kurz vor Weihnachten krumm wie ein Fragezeichen zu mir. Er hatte schon seit drei Wochen eine so starke Blockierung der Wirbelsäule, daß er nicht mehr arbeiten konnte. Der Arzt hatte es mehrmals mit Spritzen und chiropraktischen Griffen versucht, ohne jeden Erfolg. Ich richtete seine Wirbelsäule, so daß er nach einer halben Stunde gerade und ohne Schmerzen nach Hause gehen konnte. Nach ca. zwei Wochen meldete er sich wieder bei mir, weil er einen Rückfall hatte. Er erzählte mir, daß er am Tag nach meiner Behandlung Holz gespalten, danach aber keinerlei Rückenschmerzen verspürt habe. Einige Tage später jedoch, am Silvesterabend, stand er offensichtlich mit einer schlechten Haltung an einer Bar, woraufhin die Schmerzen wiederkamen. Sie waren zwar nicht so schlimm, wie vor dem Besuch bei mir, doch trotzdem wollte er sie gerne wieder loswerden. Ich tastete seine Lendenwirbelsäule ab und fragte ihn nicht ohne Grund, ob es ihm denn Spaß gemacht hätte, über die Weihnachtstage und Neujahr stundenlang Videos im Fernsehen anzuschauen. Um das ganze noch auf die Spitze zu treiben, gab ich ihm noch die Seite an, auf der er überwiegend auf seiner – wahrscheinlich weichen – Couch gelegen hatte. Er schaute mich mit großen Augen an, fragte mich, wie ich darauf käme, und gab dann zu, daß ich recht hatte. Mir war gleich klar gewesen, daß die Schmerzen nicht vom Holzspalten herrühren konnten, da sie dann spontan wieder hätten auftreten müssen. Und das war ja nicht der Fall gewesen!

Ich bin davon überzeugt, daß ein stundenlanges Durchhängen der Wirbelsäule – vor allem beim Liegen auf einer weichen Unterlage – eine gravierendere negative Auswirkung hat, als einseitige Arbeit. Denn die Bewegungen – auch bei einseitiger Tätigkeit – unterstützen eine bessere Versorgung und Elastizität der Bänder und Muskeln.

Inzwischen arbeitet mein ehemaliger Kollege schon wieder seit mittlerweile Jahren ohne Probleme, wahrscheinlich auch deshalb, weil er seine Haltung beim Fernsehen geändert hat.

In diesem Zusammenhang möchte ich auch alle Eltern ansprechen, deren Kinder oft stundenlang vor dem Fernsehgerät liegen. Denn beim seitlichen Liegen wird der Kopf oft mit den Händen oder auf der Couchlehne abgestützt, wodurch es zur starken Überdehnung des oberen Wirbelsäulenbereiches und damit oftmals zu Blockierungen kommt. Wie Sie aus der im Anschluß dieses Kapitels dargestellten Auflistung der möglichen Auswirkungen von Verschiebungen ersehen können, liegen gerade in diesem Bereich die meisten Störungen, die bei Kindern heute festgestellt werden. Ich möchte hier nur einige nennen: Allergien, Heuschnupfen, Krupphusten, Asthma, Entzündungen der Mandeln oder Polypen, Erkältungen, Ohren- und Augenprobleme, Kopfschmerzen, Nervosität, selbst Zahnschmerzen. Dies gilt selbstverständlich auch für Erwachsene. So verursachen unsere Zivilisationserrungenschaften wie etwa der Fernseher, aber auch Fortbewegungsmittel wie Mofa, Auto, Bus oder Zug, Probleme, da sie die natürliche Bewegung und Haltung nicht gerade fördern. Das sollte jeder Therapeut, der an der Wirbelsäule therapiert, spätestens dann berücksichtigen, wenn die Wirbel nicht halten wollen.

Beim Einrichten der einzelnen Wirbelkörper geht man folgendermaßen vor: Am besten beginnt man die Behandlung am Kreuzbein und arbeitet sich dann nach oben vor. Der Patient steht dabei vornüber gebeugt an einem Tisch oder einer Kommode, auf der er sich mit den Händen aufstützt. Wenn der Therapeut beim 8. bis 7. Brustwirbel angekommen ist, sollte sich der Patient auf einen Stuhl oder Hocker setzen. Dann wird die Wirbelsäule bis zum Atlas (1. Halswirbel) gerichtet. Dabei reibt man die Bereiche links und rechts der Dornfortsätze mit Öl ein. Bei verspannter Muskulatur empfiehlt sich das weichmachende Erdnußöl, dem man zur Unterstützung Kräutertinkturen aus Brennessel und Hirtentäschel beimengen kann. Bei lockerer Muskulatur, was selten der Fall ist, nimmt man Olivenöl, vermischt mit Johanneskraut-, Zinnkraut-, Ringelblumen- und Arnikatinktur.

Nun führt man beide Daumen parallel links und rechts der Dornfortsätze nach oben, wodurch Fehlstellungen am besten erspürt werden können. Das Richten erfolgt durch mehr oder weniger starken Druck des Daumens gegen den Dorn- oder Querfortsatz des verschobenen Wirbels. Das Einschieben des Wirbels gelingt am besten, wenn der Patient mit dem gegenüberliegenden Bein bzw. Arm eine Pendelbewegung macht. Ein zu hastiges oder nur mit dem Kniegelenk durchgeführtes Pendeln erschwert die Korrektur. Darum sollte der Therapeut darauf achten, daß er die Pendelbewegung an der Wirbelsäule verspürt. Ab dem 9. Brustwirbel bis zum 7. Halswirbel wird wie gesagt im Sitzen gerichtet, während der Patient mit dem gegenüberliegenden Arm die Pendelbewegung durchführt. Beim Einrichten der Halswirbel bewegt der Therapeut den Kopf des Patienten mit einer leichten Bewegung nach links und rechts, wobei er mit dem Daumen oder auch mit den anderen Fingern Druck auf die Querfortsätze des blockierten Wirbels ausübt. Vom HWS 6 bis WHS 1 wird nur an den Querfortsätzen gerichtet.

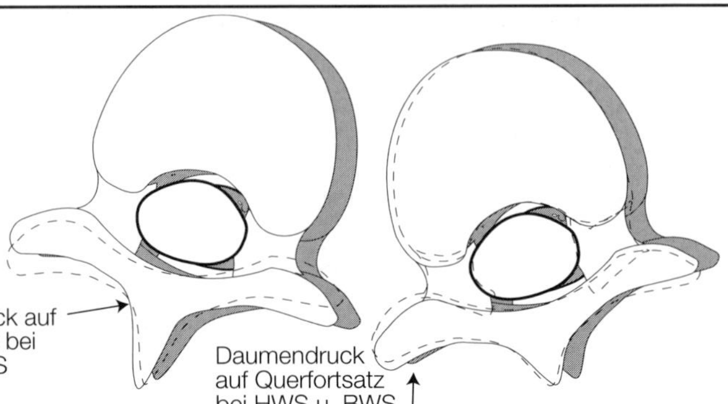

Wirbelkörper und Bandscheibe
etwa 98 % der Wirbel und Bandscheiben verrutschen seitlich und werden wie folgt richtiggestellt:

Störung (Vorfall) mit den Fingern abfühlen und mit Daumendruck egalisieren, währenddessen die Wirbelsäule auf der Gegenseite gedehnt wird. Die Dehnung erfolgt entweder durch Körperbiegung oder durch Schwenken des Beines (im Bereich des 5. Lendenwirbels bis 10. Brustwirbels), des Armes (im Bereich des 9. Brustwirbels bis 7. Halswirbels). Halswirbel- und Bandscheibenvorfall muß besonders gefühlvoll vorgenommen werden und während leichter Dehnung des Halses an der Gegenseite des Schadens und gleichzeitigen vorsichtigen schwachen Halsdrehbewegungen. Da der Brustwirbelbereich mit dem Daumen selbst nicht zu erreichen ist, sollte eine andere Person zu Hilfe gezogen werden; anstatt dem Daumendruck kann auch der Druck auf eine 90-gradige Kante (Türpfosten, Schrank u. ä.) seitlich zur Wirbelsäule Erfolg bringen.

Frische Fälle vorher röntgen, da eventuell ein Bruch vorliegen könnte!!!

Das Ausüben der Dorn- und Breuß-Methode benötigt eine fachgerechte Ausbildung. Seminare werden regelmäßig u. a. vom Verfasser dieses Buches angeboten.
Inzwischen werden weitverbreitet Dorn- und Breuß-Seminare angeboten, wobei der größte Teil der Anbieter die Methoden nicht richtig weitergeben, da sie über keine ordentliche Schulung und zuwenig praktische Erfahrung verfügen. Fragen Sie nach einem schriftlichen Nachweis, der die Tauglichkeit der

jeweiligen Seminaranbieter zur Weitergabe dieser Methoden bestätigt. Siehe Abbildung „Zertifikat“ in meinem 2. Buch „Heilen“ über die Wirbelsäule Band 2 Seite 60.
Beim Einrichten der Wirbel werden auch die Bandscheiben mitbewegt. Das heißt: Leichte bis mittlere Bandscheibenvorfälle können allein mit der Dorn-Methode behoben werden. Bei schwereren Bandscheibenvorfällen würde ich immer mit der Breuß-Bandscheibenregenerationsmassage beginnen.
Oft sind auch noch die Muskeln im Lenden-, Brust- oder Schulterbereich sehr hart oder verspannt. Dann empfiehlt es sich, diese mit der weichmachenden Erdnußölmischung zu lockern. Dasselbe gilt für die beim Ischias gerne auftretenden Muskelverhärtungen in den Gesäßbacken.

Ein bis vier Tage nach der Wirbelsäulenbehandlung sollten keine Bäume ausgerissen, das heißt, extreme Anstrengungen und Bewegungen vermieden werden. Das Gewebe und die Muskeln müssen sich jetzt erst wieder neu straffen. In diesem Zeitraum kann auch ein Schmerz, ein mehr oder weniger starkes Ziehen, ähnlich wie beim Muskelkater, auftreten. Doch das vergeht nach einigen Tagen. Die durch die Therapie an der Wirbelsäule gelösten Toxine (Gifte, Ablagerungen) werden über Lymphe, Blut, Niere, Blase, Haut und Darm abtransportiert. Es ist deshalb sehr wichtig, nach der Behandlung viel zu trinken, am besten Wasser oder Kräutertee. Das reinigt zudem Seele und Gemüt und schwemmt unnötige Salze, Säuren und Gifte aus.

Die Wirbelsäule und ihre Verbindungen zu den Geweben, Drüsen, Organen

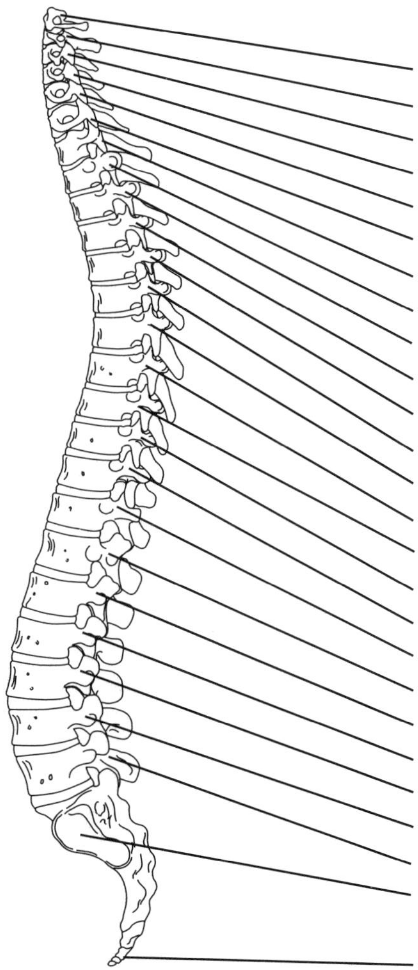

Übersicht der einzelnen Wirbelverschiebungen

Verschiebungen von Wirbel- und Bandscheiben können Reizungen des Nervensystems verursachen und die Strukturen, Organe und Funktionen beeinträchtigen, was zu den in dieser Liste angegebenen Beschwerden führen kann.

WIRBELVERSORGUNGSGEBIET	**Auswirkung der einzelnen WIRBELVERSCHIEBUNGEN**
1. Halswirbel (C1, Atlas)	
Blutversorgung vom Kopf, Hypophyse,Gesichtsknochen, Gehirn, Innen-und Mittelohr, Kopfhaut, sympatisches Nervensystem, Schädel. Siebtes Chakra.	Kopfschmerzen, Schlaflosigkeit, Nervosität, Schwindel, Migräne, Kopfgrippe, Bluthochdruck, Nervenzusammenbruch, Gedächtnisschwund, chronische Müdigkeit, halbseitige Lähmungen durch ungleichmäßige Durchblutung der Gehirnhälften.
2. Halswirbel (C2, Axis)	
Augen, Sehnerven, Zunge, Stirn, Hörnerven, Mastoidknochen, Gesichtshöhlen. Sechstes Chakra, Stirn-Chakra.	Augenleiden, bestimmte Arten von Blindheit, Nebenhöhlenbeschwerden, Taubheit, Schielen, Ohrenschmerzen, Ohnmachtsanfälle.
3. Halswirbel (C3)	
Zähne, Facialis-Nerv, Ohrmuschel, Gesichtsknochen, Wangen.	Akne oder Pickel, Ekzeme, Neuralgie, Neuritis, (Gesichtsnervenschmerzen), Ohrensausen, Zahnschmerzen, schlechte Zähne, Karies, Zahnbluten, Allergien.
4. Halswirbel	
Mund, Lippe,Eustachi-Röhre, Nase, Ohrtrompete	Heuschnupfen, Gehörverlust, Katarrh, Polypen, Allergien, Dauerschnupfen, aufgeplatzte Lippen, verkrampfte Lippenmuskeln

5. Halswirbel (C5)	
Halsdrüsen, Stimmbänder, Rachenhöhlen.	Halsschmerzen, Heiserkeit, Halsbräune, Kehlkopfentzündung, chronische Erkältung.
6. Halswirbel (C6)	
Schulter, Mandeln, Nackenmuskulatur.	Steifes Genick, Oberarmschmerzen, Keuchhusten, Mandelentzündungen, Krupp-Husten.
7. Halswirbel (C7)	
Ellenbogen, Schilddrüse, Schulterschleimbeutel. 5.Chakra, Hals- oder Kehl-Chakra	Erkältungen, Schilddrüsenerkrankungen, Schleimbeutelentzündungen in der Schulter, Tennisarm, Kropf.
1. Brustwirbel (Th1)	
Finger, Hände, Speiseröhre, Luftröhre, Handgelenke, Unterarme.	Asthma, Atembeschwerden, Husten, Kurzatmigkeit, Schmerzen in Unterarmen und Händen, Sehnenscheidenentzündungen im Unterarm, pelziges Gefühl in den Fingern.
2. Brustwirbel (Th2)	
Herz einschließlich seiner Klappen und Umhüllung, 4.Chakra, Herz-Chakra	Funktionelle Herzbeschwerden und gewisse Brustleiden, Rhythmusstörungen, Ängste.
3. Brustwirbel (Th3)	
Bronchien, Brüste, Rippfell, Lungen, Brustkorb.	Bronchitis, Grippe, Rippfellentzündung, Störungen im Brustbereich, Lungenentzündungen, Brustkrebs (verbunden mit L2- bis L5-Störungen, Asthma.
4. Brustwirbel (Th4)	
Gallenblase, Gallengänge.	Gallenleiden, Gelbsucht, Gürtelrose, Gallensteine, seitliche Kopfschmerzen vom Gallenmeridian.

5. Brustwirbel (Th5)	
Leber, Blut, Solarplexus, 3. Chakra, Solar-Plexus oder Milz-Chakra.	Anämie, Arthritis, Fieber, Leberleiden, Kreislaufschwäche, niederer Blutdruck, Blutarmut, bei MS. auch oft Th5 Fehlstellung
6. Brustwirbel (Th6)	
Magen.	Magenbeschwerden auch nervöser Art, Sodbrennen, Verdauungsstörungen.
7. Brustwirbel (Th7)	
Bauchspeicheldrüse, Zwölffingerdarm.	Diabetes, Verdauungsprobleme, Geschwüre, Gastritis, Schluckauf, Magenbeschwerden.
8. Brustwirbel (Th8)	
Milz, Zwerchfell.	Abwehrschwäche, Leukämie, Milzprobleme, Vitalmangel, Schwächegefühl.
9. Brustwirbel (Th9)	
Nebennieren.	Allergien, Schuppenflechte, Nesselausschläge.
10. Brustwirbel (Th10)	
Nieren.	Nierenbeschwerden, chronische Müdigkeit, Nierenbeckenentzündungen, Arterienverkalkung.
11. Brustwirbel (Th11)	
Harnleiter, Nieren.	Hautkrankheiten wie Akne, Pickel, Ekzeme oder Furunkel, rauhe Haut, Schuppenflechte.
12. Brustwirbel (Th 12)	
Lymphsystem, Dünndarm, Eileiter, Blutkreislauf, 2.Chakra, Sakral-Chakra.	Blähungen, Rheumatismus, gewisse Arten der Sterilität, Wachstumstörungen.

1. Lendenwirbel (L 1)	
Dickdarm, Leistenpforte.	Durchfall, Ruhr, Verstopfung, Kolitis, Dickdarmstörungen, Darmblutungen, manche Arten von Brüchen (Hernien)
2. Lendenwirbel (L 2)	
Bauch, Blinddarm, (Appendix) Oberschenkel.	Blinddarmprobleme, Krämpfe, Übersäuerung, Krampfadern.
3. Lendenwirbel (L 3)	
Blase, Geschlechtsorgane, Knie, Gebärmutter.	Blasenleiden, Bettnässen, viele Kniebeschwerden, Fehlgeburten, Menstruationsbeschwerden, z.B. Schmerzhafte oder unregelmäßige Perioden, Impotenz, Wechseljahrbeschwerden, Schwangerschaftsstörungen.
4. Lendenwirbel (L 4)	
Prostata, Muskeln der unteren Rückenabschnitte, Ischias-Nerv.	Hexenschuß, Ischias, Rückenbeschwerden, schwieriges schmerzhaftes oder zu häufiges Harnlassen, Prostatastörungen.
5. Lendenwirbel	
Füße, Sprunggelenke, Unterschenkel, Fußknöchel.	Wadenkrämpfe, schlechte Durchblutung der Unterschenkel, geschwollene Knöchel, schwache Sprunggelenke und Fußgewölbe, kalte Füße, schwache Beine, Schwellungen der Füße und Beine.
Kreuzbein, (Ileosacral-Hüftbein-Kreuzbeingelenk)	
Hüftknochen, Gesäß.	Beschwerden im Bereich der Hüfte, Becken, Gelenke, auch des Kreuz-Darmbeingelenkes, Wirbelsäulenverkrümmungen (Skoliose).
Steißbein	
Enddarm, After. 1.Chakra, Wurzel-Chakra	Hämorrhoiden, Schmerzen am Ende der Wirbelsäule beim Sitzen, Afterjucken.

Kapitel V

Erklärungen zu Fragen im Zusammenhang mit der Dorn- und Breußmethode

Nachfolgend will ich versuchen, auf einige mir immer wieder gestellte Fragen zu antworten. Am häufigsten höre ich: Wie oft hintereinander kann man eine Wirbelsäule richten, ohne daß sie ausleiert? Wie bekannt ist, darf oder soll der Chiropraktiker nicht mehr als dreimal hintereinander versuchen, die Wirbelsäule einzurenken. Genau an diesem Punkt zeigt sich, daß die Dorn-Methode die Chiropraktik letztendlich überflüssig macht. Die nachfolgend genannten Gründe machen deutlich, wie wertvoll, unentbehrlich und kostensparend der Einsatz der Dorn-Methode für das Gesundheitswesen sein könnte:

1. Man braucht zum Erkennen und Richten der Fehlstellungen keine Röntgenaufnahmen. Das bedeutet im Klartext, keine Strahlenbelastung für den Patienten und auch weniger Kosten.

2. Im Vergleich zur Chiropraktik kann das Richten der Wirbelsäule viel häufiger wiederholt werden, da die Muskeln und Bänder bei dieser Behandlung nicht unnötig durch ruckartige Überdehnungsbewegungen belastet werden.

3. Mit der Dorn-Methode kann man jeden Wirbel erreichen, sei er auch noch so kompliziert verrutscht. Das bedeutet, wenn der Chiropraktiker erfolglos aufgibt, beginne ich erst

mit der Behandlung. Und das geschieht relativ oft, was der folgende Fall verdeutlichen soll: Eines Tages kam eine Frau zu mir, die von Kopf bis Fuß Schmerzen hatte. Sie erzählte mir, daß ihr Arzt sie seit einem Jahr fast täglich einrenke, seit Monaten aber keinerlei Reaktion mehr erfolge. Die Frau hatte das alles über sich ergehen lassen, weil sie sich Schmerzlinderung erhofft hatte, die anfänglich auch eingetreten war. Im Laufe von ca. 12 von mir durchgeführten Behandlungen war sie völlig schmerzfrei. Bei jeder Behandlung habe ich vorweg die Breuß-Massage durchgeführt, die sehr gut zur Stabilisierung beiträgt. Wenn die Wirbelsäule eines Patienten einmal so stark ausgeleiert ist wie im Fall dieser Frau, so muß immer mit einer größeren Anzahl von Anwendungen gerechnet werden. Die Abstände zwischen Ihnen sollten nicht viel länger als eine Woche betragen.

4. Die Dorn-Methode ist völlig ungefährlich, solange der Patient gefühlvoll nur mit den Händen behandelt wird. Sollten Sie, wie auch ich, inzwischen von schlechten Erfahrungen bei der Dornbehandlung gehört haben, dann ist das nach meinen Recherchen meist auf das Behandeln mit den Gestellen und Geräten zurückzuführen, die für die Dorn-Methode angepriesen werden. Lehnen Sie diese Behandlungsart bei Ihrem Therapeuten ab. Wenn der Therapeut die Dorn-Methode nicht mit den Händen ausüben kann, beherrscht er sie auch nicht mit Geräten und Gestellen, deshalb sollte er es lieber lassen. Geräte oder Gestelle sollten höchstens die Ausnahme sein, auf die ich persönlich in meiner über fünfzehnjährigen Praxis bis heute verzichte.

5. Da die Dorn-Methode mehrfach angewendet werden kann, eröffnet sie ungeahnte Möglichkeiten, wie der nachfolgend geschilderte Fall beeindruckend zeigen wird: Eine etwa 80jährige Frau konsultierte mich wegen ihr Rückenschmerzen. Nach meiner Behandlung bat sie mich, das fällige Honorar aus ihrem Geldbeutel zu nehmen, da sie die

Scheine wegen ihrer stark beeinträchtigten Sehkraft nicht mehr unterscheiden könne. Als sie zur dritten Behandlung kam, waren ihre Rückenschmerzen weg. Ganz freudig gab sie mir jetzt selbst das Honorar, mit der Bemerkung, ihre Sehkraft habe sich seit der letzten Behandlung so verbessert, daß sie die einzelnen Geldscheine nun wieder klar erkennen könne. Sie äußerte den Wunsch, alle 3 bis 4 Wochen kommen zu dürfen. Nach dem 5. Mal konnte sie auch wieder so gut hören, daß sie mit ihrer Tochter telefonieren konnte, was zuvor nicht mehr ohne Hörgerät möglich gewesen war. Nach der 10. Behandlung sprang sie mir freudestrahlend um den Hals. Sie war ganz aufgeregt und erzählte mir, daß jetzt auch der Durchfall, unter dem sie seit einer vor ca. 5 Jahren stattgefundenen Gallensteinoperation (sie hatte damals keinerlei Beschwerden, der Stein wurde bei einer Routineuntersuchung entdeckt und ihr Internist hatte sie solange zur Operation gedrängt, bis sie einwilligte) gelitten hätte, seit der letzten Behandlung völlig verschwunden sei. Anhand solcher Fälle, von denen ich hunderte beschreiben könnte, möchte ich deutlich machen, wie sehr die Regeneration des gesamten Körpers von einer intakten Wirbelsäule abhängig ist. Und wer dann immer noch an Verschleiß oder Abnutzung glaubt und behauptet, da könne man nichts mehr machen, wird nach der Anwendung der Breuß- und Dornmethode eines Besseren belehrt. Verschleiß- oder Abnutzung sind oft nur Ausreden, wenn die wirklichen Ursachen nicht erkannt werden und die Ärzte nicht mehr weiter wissen. Oft liegt der Grund für eine mangelnde Regenerierung ganz einfach an einer Fehlstellung von Wirbeln. Die Wirbelsäule als zentrales Stütz- und Leitorgan der Nervenbahnen ist die Verbindung der zentralen Steuerung, des Gehirns, mit allen anderen Organen. An der Wirbelsäule verlaufen auch wichtige Meridiane, die alle Zellen mit der notwendigen Lebensenergie versorgen. Verschiebungen von Wirbeln und Bandscheiben können Reizungen des Nervensystems verursachen und die Strukturen, Organe und Funktionen beeinträchtigen, was zu den in der zuvor aufgeführten Liste angegebenen Beschwerden führen kann.

Kapitel VI

Aufspüren und Beseitigen von Ursachen – der Weg zum Gesundsein

Nachfolgend versuche ich die Frage zu beantworten, warum der „studierte Mediziner“ nicht in der Lage ist, die Ursachen von Wirbelsäulenerkrankungen zu erkennen. Die Erklärung ist häufig darin zu suchen, daß in der modernen Medizin sehr oft die Symptome behandelt, die wirklichen Ursachen aber völlig unberücksichtigt bleiben. Eines der Hermetischen Gesetze (Gottes Gesetze) legt fest, daß es keine Wirkung ohne Ursache gibt. Dieses alte Schöpfungsgesetz sagt deutlich, daß man sich mit den Ursachen beschäftigen muß, wenn man die Gründe der Auswirkung erkennen will. Davon kann es häufig mehrere geben. Die allgegenwärtige Liebe Gottes wird dem Suchenden hier den Weg zur Lösung zeigen. Viele haben sich doch bestimmt schon häufig die Frage nach dem Warum von Schmerzen gestellt. Und diese Frage kann man sich nicht oft genug stellen! Wo wird heute noch wirklich intensiv nach Ursachen geforscht, um das Übel an seinen Wurzeln zu erkennen und zu beseitigen? Ich habe die Erfahrung gemacht, daß in den wenigsten der von mir behandelten Fällen überhaupt nach Ursachen Ausschau gehalten wurde, sondern es immer nur um Diagnose und Symptombehandlung ging. Eine Frage, die ich mir immer wieder stelle, ist, was nützt letztendlich die technisch aufwendigste Diagnose, wenn nicht der Ursache der Erkrankung nachgegangen wird. Ich habe mir deswegen sehr schnell angewöhnt, nach den Ursachen zu

suchen, was – wie meine Heilquote von über achtzig Prozent beweist – richtig war. Im Laufe der Zeit habe ich eine ganze Reihe von Ursachen herausgefunden, die Auslöser für die am häufigsten auftretenden Erkrankungen sind. Die Seele oder das Selbst stehen fast immer an erster Stelle. In unserem Erdendasein sind wir für unsere Weiterentwicklung ganz bestimmten Strömungen ausgesetzt, weichen wir von unserem idealen Weg zu weit ab, spürt das unsere Seele und meldet sich. Ihr am nächsten ist die Wirbelsäule, weshalb sich auch dort Störungen besonders schnell bemerkbar machen. Die Frage nach dem Warum ist ganz klar zu beantworten. Vom Rückenmark treten zwischen den einzelnen Wirbelkörpern bei den sogenannten Spinalkanälen ca. 17.000 Nerven aus, die alle bestimmte Funktionen haben. Sie werden durch Wirbelverschiebungen gedrückt, wobei eine Faustregel besagt, daß das Gewicht eines Zuckerwürfels, das auf einen Nerv gelegt würde, diesen um ca. fünfzig Prozent beeinträchtigt. Das heißt im Klartext: Eine Verschiebung der Bandscheibe oder des Wirbelkörpers kann einen Druck erzeugen, der gewisse Funktionen teilweise oder gänzlich stört. Diese Erkenntnisse haben wohl auch zu einer der Kernthesen der chinesischen Akupunktur geführt:
„DIE WIRBELSÄULE IST DIE SEELE DES KÖRPERS“.
Aber auch in manchen modernen medizinischen Fachbüchern kann man solche Zusammenhänge nachlesen. Viele ihrer Verfasser sind inzwischen Außenseiter oder werden gar als Nestbeschmutzer bezeichnet, was meinen Verdacht - den viele teilen - nur noch erhärtet: Das Auffinden von Ursachen wird im entscheidenden Moment verhindert oder ignoriert. Da das Erkennen und Beheben von Ursachen in der Konsequenz weniger Kranke bedeuten würde, müßte wirtschaftlich auf medizinischer Seite mit großen finanziellen Einbußen gerechnet werden. Das hätte zur Folge, daß viele Verantwortliche nicht mehr sowiel Geld verdienen, da es weniger Kranke gibt. Das kam meinem alten Rutengängermeister deutlich zu Bewußtsein, als er den Auftrag erhielt, in einer Rehaklinik die

Schlafstellen nach Wasseradern zu überprüfen. Gegebenenfalls sollten dann die Betten der Patienten in störfreie Bereiche umgestellt werden. Als er seine Arbeit beendet hatte, schlug er dem Klinikleiter vor, die Patienten zu informieren, damit auf Wunsch deren Schlafplätze zu Hause ebenfalls überprüft werden könnten. Die Antwort des Klinikleiters war schockierend: Die Patienten sollten in der Kur so gesund wie möglich werden, zu Hause aber ruhig wieder erkranken, damit sie erneut eine Kur bräuchten. Je größer die Genesungsquote der Klinik ist, desto besser wird sich dies in der Belegung auswirken. Und so hoffen die Verantwortlichen eben immer auf voll belegte Häuser, weil dies den Umsatz fördert!

Der Fall von Dr. Hamer zeigt, wie man mit Menschen umzugehen pflegt, die dem unmenschlichen Geschäftsgebahren gefährlich werden können. Er hat die Ursache für die Entstehung von Krebs medizinisch bewiesen, daß ein seelischer Konflikt einen Kurzschluß im Gehirn verursacht. Dies wiederum löst ein Ödem im Gehirn aus, was er mit Kontrastmitteln und Computertomographie belegt hat. Auch kann er mit seiner erforschten Methode die Zeit und Art des Konfliktes erkennen. Die Behebung des seelischen Konfliktes, also der Ursache des Krebsgeschehens, ist von Fall zu Fall verschieden. Aus diesem Grund können viele Therapien zum Erfolg führen. Anstatt erfolgsversprechenden Therapien, wie z.B. dem Heilfasten von R. Breuß, die notwendige Aufmerksamkeit zu schenken, werden diese von vornherein abgelehnt. Wie Dr. Hamer ausführlich in seinem Buch (Krebs, Krankheit der Seele) schildert, bot man ihm 2 Millionen DM als Entschädigung an, wenn er seine Entdeckungen vernichten würde. Er hat dies abgelehnt. Daraufhin entzog man ihm alle Anerkennungen, erklärte ihn für verrückt, und verübte gar einen Mordanschlag auf ihn. Er sollte die Wahrheit verleugnen. Das Akzeptieren seiner Forschung würde wahrscheinlich das tägliche Verbrechen an den Krebskranken ans Tageslicht bringen. Auch R. Breuß kämpfte vergeblich gegen die Übermacht der,

– wie er sich öffentlich ausdrückte – „Krebsmafia“. Der 89-jährige R. Breuß konnte mir, als ich ihn besuchte, die stolze Zahl von 40.000 Menschen, die an Krebs erkrankt waren und durch sein Heilfasten gesund wurden, belegen. Wie ich aus vielen Dankschreiben von Kliniken und Ärzten aus Ostblockländern ersehen konnte, wurde seine Methode sehr erfolgreich angewendet. Vielleicht liegt der Grund des unterschiedlichen Umgangs mit alternativen Heilmethoden an den jeweiligen Wirtschaftsformen. Denn wie ich zuvor schon erwähnt habe, ist das Ziel wirtschaftlich orientierten Denkens nicht unbedingt die schnelle Heilung.

Da ich die Wahrheit liebe, bin ich für die vollständige Aufklärung aller Sachverhalte, die sich auf den Bereich Krebsforschung und Heilung beziehen. Solange alternative Heilmethoden grundsätzlich abgelehnt werden, ohne sie vor allem in der alltäglichen Praxis mit Krebskranken, zu überprüfen, wird wohl kaum die Lösung dieses großen Problemes gefunden werden. Angesichts der Zahl von täglich 550 Krebstoten allein in Deutschland, wie im Sommer 1992 von der Presse öffentlich bekannt gegeben wurde, muß eine Veränderung dieses Zustandes, vor allem im Forschungsbereich unbedingt angestrebt werden. Das heißt: Weg von der Symptombehandlung hin zum Auffinden der Ursachen. Sie sind meines Wissens schon längst bekannt, was bis heute von der Schulmedizin strikt abgelehnt wird. Angesichts der großen Geldmengen, die in der Krebsforschung ausgegeben werden, scheint es auf der Hand zu liegen, daß nicht wirklich eine Lösung des Krebsproblemes angestrebt wird, da ja dann ein milliardenschwerer Industriezweig aufgegeben werden müßte. Lieber läßt man immer noch ahnungslose Menschen hauptsächlich der Bequemlichkeit und des Geldes wegen unnötig leiden. Was für ein Verbrechen hier am Menschen begangen wird, läßt sich kaum erahnen. Aus all diesen Gründen kann ich die Anklageschrift von R. Breuß, Dr. Hamer und vielen anderen nur nachdrücklich unterstützen. Ich weiß, daß man den meisten Patienten helfen könnte, würde man sich die Mühe machen und jene Methoden ausprobieren, die tatsächlich den Krebs besiegt haben. In einer Fernsehdiskussion äußerte sich der Präsident der Ärztekammer in Berlin, Dr. Ellis Huber, in dieser Richtung: Solange die Mehrzahl der Ärzte weiter konservativ praktiziert, wird sich im medizinischen Bereich wohl nichts Entscheidendes ändern. Huber vertrat die Meinung, der Arzt sollte mehr Liebe als Valium verschreiben. Aufgrund dieser Äußerungen gilt er bei seinen Kollegen als Nestbeschmutzer. Ich bin ganz seiner Meinung und sehe an diesem Mediziner, daß nicht alle nur vom Geld geblendet sind. Es ist doch geradezu logisch, daß wir mit der Liebe, die uns auch Christus so ans Herz gelegt hat, sehr nahe an den Ursachen liegen. Dies gilt nicht für Valium und viele andere Medikamente, die nur die Symptome beseitigen und die Umsätze ihrer Vertreiber steigern. Ich möchte hier auch nicht versäumen, auf eine weitere, sich immer mehr ausweitende Abart unseres Krankheitssystems aufmerksam zu machen. In einer Folge der Fernsehsendung „Zündstoff" äußerte ein Arzt ganz offen erschreckende Zahlen: Jährlich sterben in Deutschland 25.000 Menschen an einer nachweislich nicht notwendigen Operation. Und diese Zahl ist nur geschätzt, da man die verheimlichten und vertuschten Fälle wohl nie erfahren wird. Ist es nicht sehr traurig, daß man, um das Plansoll einer Klinik zu erfüllen, Frauen einer Totaloperation unterzieht, Blinddärme entfernt oder Mandeln herausnimmt, obwohl das oft gar nicht notwendig gewesen wäre? Wen wundert's, wenn bei so vielen, oft unnötigen Behandlungen die Kosten im Gesundheitswesen ins Unendliche gehen. Wenn in Zukunft noch weniger auf Therapeuten gesetzt wird und die Maschine noch mehr in den Vordergrund rückt, wird es wohl immer weniger menschliche Zuwendung für den Patienten geben. Wer kann wohl die Liebe eines Menschen zu einem Mitmenschen ersetzen - eine Maschine doch kaum. Ich könnte noch viele Zahlen nennen, die Heilerfolge im medizinischen Bereich fragwürdig machen. War es vielleicht nur Zufall, was eine in Israel erstellte Statistik an die Öffentlichkeit brachte? Als dort während eines Ärztestreiks nur die nötigsten Fälle operiert wurden, registrierte man 30 Prozent weniger Todesfälle!

Eines ist sicher: Eine kranke Seele verschafft sich über körperliche Beschwerden Ausdruck. Das beschreibt unter anderem Luise Hay ausführlich in ihrem Büchlein „Heile Deinen Körper". Meine Erfahrungen zeigen mir, daß etwa 70 Prozent der Krankheiten direkt oder indirekt von der Wirbelsäule her verursacht werden, was oft auf seelische Gründe zurückzuführen ist, wie ich zuvor schon erklärt habe. Zuerst möchte ich ein Beispiel von Dr. Hamer herausgreifen, das demonstriert, wie die Wirbelsäule indirekt schwere Erkrankungen auslösen kann. In seinem Beispiel nennt er einen Patienten, der schmerzhafte Ausstrahlungen im Bauchraum durch die Blockierung eines Wirbels hat. Diese Schmerzen lösten in ihm eine Angst aus, die so weit ging, daß er sich einbildete, Krebs zu haben. Oft ist eine solche Angst begründet, weil ein Familienangehöriger an Krebs gestorben ist. Diese Angst kann nun so lange negative Programme projizieren, bis sich der Krebs wirklich manifestiert. Würde man die Wirbelverschiebung dieses Patienten korrigieren, so wäre er schmerz- und angstfrei. Ich kann diese Darstellung von Dr. Hamer nur bestätigen, da ich diese Erfahrung bei Hunderten von Kranken gemacht habe. Wie oft sich solche Negativprogramme erfüllen, kann man alltäglich beobachten. Wie oft führen Meinungsverschiedenheiten mit Nachbarn, Vorgesetzten oder Angehörigen zu Ärger und Mißverständnissen. Wenn man den Ärger nicht beseitigen bzw. verdauen kann, führt das oft zu Schädigungen im Verdauungsbereich. Wäre es da nicht angebracht, den verhaßten Gegner in die Arme zu nehmen und ihm zu verzeihen, anstatt sich innerlich aufzufressen. Ein anderes Beispiel lieferte mir eine gute Bekannte, die durch ihr oftmaliges leichtsinnige Dahinreden solch ein Negativprogramm an sich selbst zu spüren bekam. Sie ließ keine Gelegenheit aus, die Worte „Das hältst du doch im Kopf nicht aus" zu äußern. So kam es eines Tages, daß sie ihre schlimme Migräne tatsächlich nicht mehr im Kopf aushalten konnte. Ihr eigenes Programm hatte ihr seit vielen Jahren zu schaffen gemacht. Sie hatte zwar schon alle Möglichkeiten - auch Naturheilverfahren - ausgeschöpft, doch nichts half. Als ich ihr die Wirbelsäule gerichtet hatte, brachte das zwar eine allgemeine Verbesserung ihrer gesundheitlichen Situation, auch die Migräneanfälle wurden weniger, doch erst das Löschen des alten negativen zugunsten eines positiven Programms heilte sie völlig. In den meisten Kopfschmerz- und Migränefällen ist meiner Erfahrung nach eine langandauernde bzw. völlige Heilung durch das Richten der gesamten Wirbelsäule, vor allem aber des 1. Halswirbels, möglich.

Ich möchte jedem raten, sich genau zu überlegen, ob er seine Äußerungen auch wirklich manifestiert sehen möchte. Es gäbe hier Hunderte von Beispielen, so beispielsweise auch die Feststellung „Ich will nicht KRANK SEIN“ anstatt „Ich will GESUND SEIN oder bleiben“. Vielleicht haben wir deswegen Krankenhäuser, und nicht, wie es angebracht wäre, Gesundheitshäuser. Ich bin der Auffassung, daß bei einem Patienten, sofern nicht Lebensgefahr besteht, zuerst einmal die Wirbelsäule in Ordnung gebracht werden sollte. Die Heilerfolge mit diesen Methoden untermauern diese Tatsache geradezu. Dies wird auch von mir wohl gesonnenen Medizinern bestätigt. So sehe ich immerhin einen Lichtblick für die Zukunft. Ist die Wirbelsäule einmal nicht die direkte Ursache, so ist immer noch der nachfolgend erklärte indirekte Zusammenhang Grund genug, die Behandlung der Wirbelsäule durchzuführen. Jegliche Störung muß von der körpereigenen Abwehr aufgefangen werden. Behebe ich also Störungen, die nicht mit der direkten Erkrankung zusammenhängen, lege ich Abwehrkräfte für die Hauptprobleme frei. Ich kann es also drehen und wenden wie ich will, in den meisten Fällen sollte zuerst die Wirbelsäule gerichtet werden. Da dies mit der Dorn- und Breuß-Methode ungefährlich und ohne Nebenwirkungen möglich ist, drängt sich die Methode geradezu auf. Habe ich dabei beispielsweise das Gefühl, daß ein Meridian blockiert ist, sei es aufgrund einer Narbe oder einer anderen Ursache, so rate ich zur Behebung der Energieflußstörung. Nach meinen Erfahrungen bietet sich dafür am geeignetsten die Akupunktur, vor allem die Akupunkt-Massage nach Penzel, an.

Der nachfolgend geschilderte Fall zeigt deutlich, wie breit und vielfältig geholfen werden kann, wenn offen über mögliche Ursachen geredet wird. Ein Geschäftsmann kam mit seiner Frau, die von starken Ischiasbeschwerden geplagt war. Während ich dabei war, ihre Schmerzen zu beseitigen, las ihr Mann in einer von mir ausgelegten Broschüre, daß seine im Moment vorhandene Gürtelrose auch vom 4. Brustwirbel herrühren könnte. Er bat mich, auch seinen Rücken in Ordnung zu bringen. Was er mir ein paar Tage später berichtete, war für mich nicht überraschend, da ich so etwas schon öfter erlebt hatte. Seine Gürtelrose war fast abgeheilt, aber was ihn noch mehr wunderte, war die Tatsache, daß seine jahrelang vorhandene Schuppenflechte völlig verschwunden war. Und von schulmedizinischer Seite war ihm doch gesagt worden, daß seine Hauterkrankung unheilbar sei. Allein über Schuppenflechtenfälle, die ich heilen durfte, könnte ich ein Büchlein schreiben! Dabei stellte ich meist eine Blockierung zwischen dem 8. und 12. Brustwirbel fest. Die dort austretenden Nerven versorgen hauptsächlich die Nieren und Nebennieren.

Um auf den Geschäftsmann zurückzukommen: Ein Jahr, nachdem er bei mir in Behandlung gewesen war, schickte er einen seiner besten Arbeiter zu mir, der schon Jahrzehnte bei ihm als Estrichleger beschäftigt war. Dies ist so ziemlich die schwerste Arbeit, die ein Handwerker verrichten kann. Er kam auf zwei Krücken, hatte fürchterliche Rückenschmerzen und seine Beine waren, wie er sich ausdrückte, gefühllos. Man hatte ihm inzwischen die Rente angeboten, doch wollte er alles tun, um wieder arbeiten zu können, und nicht mit seinen mitte Fünfzig zuhause zu sitzen und zu jammern. Daß er womöglich seinen Lebensabend im Rollstuhl verbringen müsse, war ihm prophezeit worden. Nach zwei Behandlungen mit der Dorn- und Breuß-Methode waren die Rückenschmerzen zwar weg, doch die Gefühllosigkeit in den Beinen nach wie vor vorhanden. Daraufhin machte meine Frau zwei aufeinanderfolgende Akupunkt-Massage-Behandlungen nach Penzel. Schon nach der ersten Behandlung kam der Mann ohne Krücken, da das Gefühl in beiden Beinen zurückgekehrt war. Kurz darauf nahm er seine Arbeit in vollem Umfang wieder auf. Ein Jahr danach fragte ich seine Arbeitgeberin nach seinem Befinden, worauf sie mir freudestrahlend zur Antwort gab, man müsse ihn des öfteren in seiner Arbeitswut bremsen. Geholfen haben ihm wohl drei Dinge: Die Beseitigung der Wirbelsäulenblockierung, der Energieflußstörung und natürlich seine Einstellung, gesund werden zu wollen. Sollte die Wirbelsäulenbehandlung nicht zum gewünschten Erfolg führen, rate ich als nächstes zur Überprüfung des Energieflusses, es sei denn es wurde bereits eine andere Ursache erkannt, die dann natürlich zuerst beseitigt werden muß. Schwere Kopfschmerzen behandelt man am besten im akuten Zustand, da dann – falls die Schmerzen von der Wirbelsäule herrühren – eine Linderung sofort festzustellen ist.

Bei dem anschließend geschilderten Fall zeigte sich auch nach der zweiten Anwendung mit der Dorn-Methode keine deutliche Besserung. Deshalb forschte ich nach anderen Ursachen. Ich fand schließlich die Lösung: Ich besorgte mir verschließbare Holzdöschen, die alle gleich aussahen, dazu kamen Würfel, die mit Buchstaben versehen waren. Jeder Ursache wurde nun ein Buchstabe zugeordnet. Dann saß die Patientin mir gegenüber, hielt nacheinander die Döschen in der Hand, während ich austestete, ob die darin verschlüsselte Ursache Grund für die Erkrankung war. In diesem Fall zeigte mir der Test zwei Ursachen für die Kopfschmerzen an: Erdstrahlen und eine elektromagnetische Feldstörung. Die Aussage der Patientin, daß ihre Kopfschmerzen oftmals gegen Morgen und vor allem an Wochenenden aufträten, an denen sie länger im Bett liege, ließ mich folgendes tun: Ich überprüfte den Standort ihres Bettes, verstellte dieses dann um einen Meter und entfernte den in ihrem Kopfbereich stehenden großen Radiowecker. Von da an blieben die Kopfschmerzen aus. Allein über den Einfluß von Erdstrahlen und Strom könnte ich ein weiteres Buch schreiben.

An dieser Stelle möchte ich noch zwei Fälle erwähnen, die Kinder betreffen. Häufig wundern sich Eltern über Veränderungen an ihren Kindern und finden dafür keine Erklärung. Dabei liegt die Ursache oft greifbar nahe, wie das bei einem elfjährigen Jungen der Fall war, der innerhalb von drei Jahren so nervös wurde, daß seine Schulleistungen im Durchschnitt von der Note Zwei auf die Note Fünf sanken. Und niemand hatte eine Erklärung für seine ständige Gereizt- und Unkonzentriertheit. Wie seine Mutter mir berichtete, war er früher nie aggressiv, sondern eher ruhig gewesen. Ein Gespräch über ihren Sohn ergab sich, während ich ihren Rücken richtete. Dabei fragte ich sie, ob sie umgezogen sei. Sie bestätigte meine Vermutung, und wir stellten fest, daß der Wohnungswechsel zeitlich mit dem Beginn der Veränderungen ihres Jungen zusammenfiel. Als ich Tage später in dessen Kinderzimmer Messungen vornahm, stellte ich stark erhöhte elektromagnetische Felder fest. Des Rätsels Lösung war leicht gefunden: An der dem Bett gegenüberliegenden Wand hing der Stromverteilerkasten des ganzen Hauses, dessen Ausstrahlung der Junge drei Jahre lang unfreiwillig ausgesetzt war. Nach dem Umstellen des Bettes stand einer Heilung nichts mehr im Wege.
Im zweiten Fall kam eine Mutter mit ihrem achtjährigen Sohn zu mir, der an einer schweren Bronchitis litt. Noch größere Probleme bereitete ihm jedoch seine schwere Blutkrankheit, gegen die er täglich Kortison einnehmen mußte. Darüber hinaus mußte er zweimal wöchentlich zur Kontrolle in eine Klinik, weil er wirklich schwer krank war. Was mir sofort an dem

Buben auffiel, waren die für sein Alter außergewöhnlich vielen Wirbelverschiebungen. Als ich über die Ursache nachdachte, fuhr es mir blitzartig durch den Kopf, daß sie mit seinem Schlafplatz zusammenhängen könnten. Als ich die Eltern fragte, wie denn ihr Sohn morgens im Bett läge, kam eine nicht alltägliche Antwort. Dem Vater war schon des öfteren aufgefallen, daß der Junge in eine Ecke gedrängt, fast einen Kopfstand machte. Das erklärte die zahlreichen Wirbelverschiebungen! Der Grund für diese außergewöhnliche Schlafstellung waren zwei sich kreuzende Wasseradern unter dem Bett. Der Junge war ihnen instinktiv in die einzige störungsfreie Ecke ausgewichen. Als wir alle Ursachen beseitigt hatten, wurde sein Gesundheitszustand zusehends besser.

An dieser Stelle möchte ich alle Eltern dazu auffordern, vor allem das Schlafverhalten ihrer Kinder genau zu beobachten. Damit können frühzeitig Schäden verhindert werden. Auch der Fall eines Onkels von mir, der Asthmatiker war, zeigt deutlich, wie wichtig es ist, die Erdstrahlen als Krankheitsursache in Betracht zu ziehen. Mehrmals im Jahr mußte er als akuter Notfall ins Krankenhaus eingeliefert werden, da ihm der Erstickungstod drohte. Ich hatte von Anfang an Erdstrahlen im Verdacht, was ich aus der geographischen Lage seines Hauses schloß. Niemand wollte mir Glauben schenken. Zwei Jahre später zog er um, und seine Asthma-Anfälle waren verschwunden, obwohl er bei den Umbauarbeiten sehr viel Staub hatte einatmen müssen, was für die meisten Asthmatiker ein großes Problem ist. Als ich dann seine frühere Wohnung überprüfte, entdeckte ich eindeutig den Verlauf einer starken Wasserader unter seinem ehemaligen Schlafplatz.

Hier möchte ich alle Verantwortlichen an ihre Pflicht gemahnen, vor allem diejenigen, die den Eid abgelegt haben, für das Wohl der Menschheit alles Erdenkliche zu tun. Solange man die von mir angeführten Krankheitsursachen verleugnet oder ohne genaue Überprüfung Auswertungen praktischer Erfahrungen ignoriert, bleibt der Verdacht bestehen, daß die Menschen aus materiellen Gründen krank bleiben müssen.

Auch der nächste Fall zeigt, wie festgefahren Mediziner oft sind. Eines Tages kam eine junge Frau zu mir und war ganz verzweifelt, da sie seit etwa zehn Jahren an Hepatitis litt und ihr niemand die Ursache dafür erklären konnte. Natürlich war ihr immer wieder unterstellt worden, daß sie zuviel Alkohol trinke. Als sie mir beteuerte, daß sie seit der Erkrankung keinen Tropfen mehr angerührt habe, glaubte ich ihr das. Schon zu viele haben sich bei mir beschwert, daß Schulmediziner einfach immer von der gängigsten Ursache für bestimmte Erkrankungen ausgehen; vor allem bei Hepatitis (Leberentzündung). Man muß sich nur einmal in die Lage dessen versetzen, der noch nie Alkohol getrunken hat und nach einer Routineblutuntersuchung als Alkoholiker eingestuft wird. Nachdem ich bei der Frau eine Blockierung der Wirbelsäule ausschließen konnte, forschte weiter, mit dem Ergebnis einer falschen Ernährung und Amalgamfüllungen in den Zähnen. Prompt reagierte die Patientin, daß es wohl an der Ernährung nicht liege, da sie seit der Erkrankung sehr gesund lebe. Darauf bat ich sie, mir ihren täglichen Essensplan zu beschreiben. Bis auf das Abendessen war auch alles in Ordnung. Dazu erzählte sie mir ganz stolz, daß sie jeden Abend eine große Schüsssel Rohkostsalat zu sich nehme, anschließend zwei bis drei mit Kandiszucker gesüßte Tassen Tee trinke und als Dessert ein paar süße Kekse esse. Da fiel es mir wie Schuppen von den Augen: Jeder, der sich ein wenig mit Ernährung auskennt, weiß, daß Zucker in Verbindung mit Rohkost in Alkohol umgewandelt wird.

Es gibt heutzutage umfangreiche Literatur über richtige Ernährung, und manches widerspricht sich. Ich bin der Meinung, daß da jeder selbst genau auf seinen Körper hören sollte, der ganz klar zum Ausdruck bringt, was gut für ihn ist und was nicht. Wenn man aber gesundheitlich schon so ange-

schlagen ist, wie diese Frau war, sollte man sich Informationen über entsprechende Literatur beschaffen. Zur zweiten ausgetesteten Ursache, Amalgam – fast alle Zahnfüllungen der Frau bestanden teilweise schon seit ihrer Kindheit aus diesem Material – kann ich nur sagen, daß, solange es Mediziner gibt, die diese Problematik ignorieren, wird man die Folgeerkrankungen und Folgekosten niemals in den Griff bekommen. Viele Zahnärzte haben inzwischen klar erkannt, wie schädlich Amalgam für den menschlichen Organismus sein kann. Solange das Gegenteil nicht bewiesen ist, sollte verantwortungsvoller damit umgegangen werden. Meine Frau und ich haben schon seit einigen Jahren Kunststoff-Füllungen und keinerlei Probleme damit. Das liegt wohl auch daran, daß unser Zahnarzt sehr gewissenhaft und mit viel Sorgfalt gearbeitet hat. Auch ich habe in meiner mehrjährigen praktischen Arbeit Erfahrungen sammeln können, die mir zeigten, welche Schäden Quecksilberbelastungen durch Amalgam verursachen können. Daß die negativen Auswirkungen von Amalgamfüllungen oft außer Acht gelassen werden, dürfte nicht sein, denn es gibt genügend wissenschaftliche Arbeiten, die sich gründlich mit der Toxität von Schwermetallen auseinandersetzten. Das belegt unter anderem das Buch „Gift im Mund", von Ernst Ebm, das im Verlag Medizin und neues Bewußtsein, erschienen ist.
Um noch einmal auf den geschilderten Fall der lebergeschädigten Patientin zu kommen: Nach Beseitigung der beiden Ursachen stand einer Heilung nichts mehr im Weg.

Daß ein intelligenter Mensch seine Überlegungen nicht logisch zu Ende denkt, wurde mir erst kürzlich wieder bei einer Diskussion mit einer Amtsperson vor Augen geführt. Sie verteidigte die Ärzteschaft mit der Erklärung, daß man mit der heutigen Forschung und deren technischen Errungenschaften sehr treffende und genaue Diagnosen stellen könne. Jeder, der über alternative Methoden informiert ist, weiß aber beispielsweise auch, daß Krankheiten durch geübte Irisdiagnose schon ein halbes Jahr vor ihrem Ausbrechen erkannt werden können. Zusätzlich gibt es noch viele andere natürliche Möglichkeiten wie zum Beispiel die Antlitz,- Nägel- oder Haardiagnostik, durch die Erkrankungen frühzeitig nachgewiesen werden können. Dazu brauche ich nicht nur Wissenschaft oder technische Apparate, sondern einen geübten Blick und vor allem viel Erfahrung im Umgang mit Patienten. Heute bevorzugt man leider Maschinen, was oft fatale Folgen für den Patienten haben kann, wie ich es des öfteren erlebt habe. Ich möchte hier nicht die Bedeutung einer guten und genauen Diagnose in Frage stellen. Doch es ist ebenso wichtig, die Ursache der diagnostizierten Erkrankung zu finden, um an die Wurzeln des Übels zu kommen. Am Beispiel von Migräne möchte ich das erklären. Ein Patient geht zum Arzt mit seinen ständigen Kopfschmerzen und erklärt ihm, wann, wie oft und an welcher Stelle sie am häufigsten auftreten. Er diagniostiziert Migräne und verschreibt dagegen Medikamente. Auf die Frage des Patienten nach der Ursache erntet dieser nur ein Schulterzucken und hört die Antwort, daß es viele Gründe geben kann. Nachdem er etwa ein halbes Jahr starke Schmerztabletten genommen hat, und sie nicht mehr richtig ansprechen, und auch sein Magen inzwischen empfindlich reagiert, konsultiert er erneut den Arzt. Dieser beschließt, eine Computertomographie des Kopfes machen zu lassen, um einen Tumor auszuschließen. Gleichzeitig verschreibt er ein anderes Schmerzmittel, das als magenfreundlicher gilt. Weder die Computertomographie, oder die Gehirnmessungen noch andere technische Untersuchungen bringen ein Ergebnis. Ihm bleibt nur ein Stapel Rechnungen, deren Betrag in die Tausende geht, die Diagnose „Migräne“ und weitere Schmerztabletten. Dazu kommen noch Medikamente für den Magen. Auf die Frage des Patienten, was nun getan werde, um die Ursache für die Migräne zu finden, kommt wieder nur ein Schulterzucken, und er fühlt, daß er dem Arzt allmählich lästig wird, weil dieser merkt, daß der Patient inzwischen seine Kompetenz in Frage stellt. Dann kommt ihm noch eine Idee: Die

Migräne könnte ja auch von der Halswirbelsäule kommen. Da der Patient verspannt ist, verschreibt er ihm Massagen und Fangopackungen. Doch dadurch wird die Migräne noch schlimmer. Daraufhin überweist er ihn zum Orthopäden. Die Halswirbelsäule wird geröntgt, und das Ergebnis sind lediglich leichte altersbedingte Abnutzungen, sonst nichts! Der Orthopäde versucht es mit einem chiropraktischen Griff, der Patient ist seine Kopfschmerzen für zwei bis drei Monate los, dann kommen die Migräneanfälle wieder. Zum Glück weiß er ja jetzt, wie er sie wieder loswerden kann. Also geht er wieder zum Hausarzt, holt eine Überweisung zum Orthopäden, der ihm die Halswirbelsäule einrenkt, und so hat er wieder für zwei Monate Ruhe. Nachdem er das vierte Mal eingerenkt wurde, kehrt die Migräne bereits nach einem Monat zurück. Nach dem zehnten Mal dauert es gerade noch eine Woche, nach dem zwanzigsten Mal nur noch Stunden. Die Rechnungen an seine Krankenkasse gehen inzwischen in die Zehntausende. Er weiß, daß die Ursachen für seine Kopfschmerzen seine Halswirbel sind, sie aber nicht in ihrer natürlichen Lage bleiben. Inzwischen ist er vom vielen Einrenken aber so ausgeleiert, daß er sich mit seiner Migräne wohl abfinden muß.

An dieser Stelle frage ich jeden, der die Diagnose erkennt und sich nicht um die Ursachen kümmert, was eine solche Diagnose nutzt, wenn sie nicht weiß, wo die Ursachen für eine Erkrankung liegen.

Ich werde jetzt versuchen zu erklären, wo die Ursache der Migräne für diesen Mann ihren Anfang genommen hat. Da er schon als Kind die Angewohnheit hatte, vor dem Einschlafen im Bett noch ein Stündchen zu lesen, lag er überwiegend auf der rechten Seite, um das Licht der Nachttischlampe zu nützen. Er stützte seinen Kopf mit der Hand ab, so daß die Bänder der rechten Halswirbelsäulenseite leicht überdehnt wurden. Später, nachdem er den Führerschein und ein eigenes Auto hatte, drehte er beim Ausscheren den Kopf stark nach links, um nach hinten sehen zu können, was wiederum die rechte Halswirbelsäulenseite überdehnte. Dazu kam noch, daß er abends drei bis vier Stunden gemütlich vor dem Fernseher auf der Couch lag. Auch das geschah überwiegend auf der rechten Seite, weil das für ihn am bequemsten war. Auch auf diese Weise wurde seine rechte Halswirbelsäulenseite stark belastet. Man könnte hier noch viele Gründe für eine einseitige Überdehnung im HWS-Bereich nennen, etwa das Schlafen mit einem ungeeigneten Kopfkissen oder das Arbeiten am Computer. All diese Angewohnheiten müßten erst einmal abgelegt werden, da ein eingerenkter Halswirbel sonst nie halten wird, und es deshalb auch sinnlos ist, ihn wiederholt einzurenken. Dadurch werden die bereits überdehnten Bänder nur noch mehr strapaziert. Das wäre zwar bei der Dorn-Methode nicht der Fall, doch wäre es sinnvoller, gleichzeitig die Ursachen der Überdehnung zu entdecken und sie zu beseitigen. Ganz wichtig ist es natürlich auch, einen Tumor auszuschließen, der möglicherweise auf die Nerven drückt. Wenn nach zweimaligem Richten nach der Dorn- und Breußmethode keinerlei Erfolg zu erkennen ist, kann ein Fremdkörper durchaus die Ursache für eine Krankheit sein.

Noch etwas anderes kann schlimme Erkrankungen auslösen! Gifte, vor allem Mottengift, aber auch Insektenspray. Dazu muß gesagt werden, wer damit Tiere vernichtet und sich auf diese Weise das Leben vom Leib hält, dem wird es auch auf diese Weise genommen. Dies entspricht dem Schöpfungsauftrag: Was ihr sät, werdet ihr tausendfach ernten. Man sollte versuchen, natürliche Möglichkeiten auszuprobieren, da unser Schöpfer für jede Situation eine Lösung hat. Diese natürlichen Alternativen erscheinen zwar auf den ersten Blick umständlicher, doch wenn ich an die Folgen der schnellerwirkenden Gifte für den Menschen denke, kann es kein Überlegen mehr geben. Ich auf jeden Fall habe schon genügend Menschen kennengelernt, deren Nerven durch das vor allem in Mottenkugeln stark vorhandene Gift Naphtalin schwer geschädigt waren. Rudolf Breuß hat zu diesem Thema klar Stellung genommen (s. Anhang). Allein schon wegen dieser Erkenntnisse, aber auch wegen vieler anderer guter Ratschläge sollte sein Büchlein in keinem Haushalt fehlen.

Eine weit verbreitete Ursache für Erkrankungen sind Bakterien, Viren und Pilze. Sie gelangen vor allem über die Eintrittspforten des Körpers, die Schleimhäute, in den Körper. Schleimhäute im Nasen-, Rachenraum, in Lunge, Magen, Darm sowie Augen, Ohren und Genitalschleimhäute. Mit den Antibiotika haben wir ausgezeichnete Mittel, um Bakterien zu bekämpfen. Antibiotika wirken jedoch nicht gegen Viren oder Pilze. Für die Virenbekämpfung kennt die Schulmedizin kaum wirksame Mittel. Den Pilzerkrankungen wird heute noch wenig Beachtung geschenkt; sie finden erst allmählich in die Krankheitslehre der Schulmedizin Einlaß. Es sind heute tausende Pilzarten bekannt, deren schlimmster Vertreter für den Menschen der Candida albicans (Soor) darstellt. Dieser Pilz kommt heute universell vor. Aber auch zahlreiche andere Pilze spielen bei Erkrankungen häufig eine große Rolle (z.B. Mucor racemosus, Aspergillus niger). Pilze werden in ihrem Wachstum durch Bakterien gehemmt. Werden die natürlichen und für den Menschen lebensnotwendigen Bakterien durch irgendwelche Einflüsse in ihrer Vitalität beeinträchtigt, können sich Pilze hemmungslos und unerkannt vermehren. Eine solche Beeinträchtigung geschieht zum Beispiel immer bei der Gabe von (Breitband-)Antibiotika, die viel zu oft, dabei in übermäßig hoher Dosis und nicht selten gar völlig überflüssig eingesetzt werden. Die Folgen ungehemmter Pilzvermehrung werden so gut wie nie als solche erkannt und zeigen sich in äußerst vielfältigen Krankheitssymptomen. Im Endstadium wandern Patienten, deren Candida-Verseuchung nicht erkannt wurde, sogar häufig in die Neurologie, da dann die vielfältigsten Hirn- und Nervenstörungen auftreten.
Pilzerkrankungen vor allem der Darmflora äußern sich in vielfältigen und häufig unspezifischen Symptomen, die von dau-

erndem Juckreiz an den unteren Körperöffnungen über Sehstörungen, Abmagerungen bis zu schweren epileptischen Anfällen reichen; auch Durchfälle, Hautschäden, Allergien (detailliert und ausführlich siehe: H.H. Markus und H. Finck „Ich fühle mich krank und weiß nicht warum"). Der Fachmann erkennt Pilze am Befall der Schleimhäute, wobei der weiße, zerrissene Belag auf der Zunge beim Befall von Soor am charakteristischsten ist. Auch Heißhunger auf Zucker und Stärke weisen auf Candida-Befall! Auch ungezählte Darmstörungen gehen auf Pilzbefall zurück, wobei in der Regel hier von iatrogenen (durch medizinische Behandlung erst hervorgerufen) Erkrankungen gesprochen werden kann, da einem Pilzbefall so gut wie immer eine stärkere Antibiotika-Behandlung vorausgeht, auch wenn diese zeitlich schon lange zurückliegen mag! Durch jede stärkere Antibiotika-Behandlung wird die gesunde und für den Menschen lebensnotwendige Besiedelung der Darmschleimhäute mit den vielfältigsten Bakterien und deren hochkomplexe Zusammenarbeit auf das empfindlichste gestört. Notwendige Antibiotika-Behandlung muß daher immer von entsprechenden therapeutischen Maßnahmen begleitet werden, die die Darmflora wieder herstellen!

Aufgrund meiner praktischen Erfahrungen weiß ich, daß dieser Pilzbefall häufiger vorkommt, als man annimmt. Die Schulmedizin wäre gut beraten, wenn sie das etwas mehr in Rechnung ziehen würde. Ich habe jedenfalls dadurch, daß ich den Candida albicans erkannt habe, vielen helfen können. Dies war mir möglich, weil eine Ärztin diesem Krankheitsbild und dessen richtiger Therapie die nötige Beachtung schenkt, was bei den meisten ihrer Kollegen und Kolleginnen leider nicht der Fall ist.

Es gibt natürlich noch viele, vielleicht weniger schwerwiegende Ursachen, die selten allein für eine gesundheitliche Störung verantwortlich sind, in der Summe aber weitreichende Folgen haben können. Alle mir bekannten wichtigen Ursachen werde ich im Anschluß dieses Kapitels nochmals gesammelt auflisten. Weitere Erkenntnisse werde ich mit Sicherheit durch meine alltägliche Praxis bekommen. Auf jeden Fall gilt, wie bereits gesagt: „Mehr Liebe statt Valium“.

Die vielen nachfolgend aufgezeichneten direkten oder indirekten Ursachen machen deutlich, wie groß das Spektrum der möglichen Störungen im menschlichen Organismus sein kann:

WIRBELSÄULE:
Die meisten Wirbelsäulenprobleme resultieren aus einem Beckenschiefstand, der oft schon bei der Geburt oder in den ersten Lebensjahren zustande kommen kann. Die Wirbelsäule muß meines Erachtens als häufigste Ursache von Erkrankungen gesehen werden.

ERNÄHRUNG:
Die zweithäufigste Ursache liegt in der falschen Ernährung, die für das Wohlergehen oft fatale Folgen haben kann. Ich möchte hier nur in kurzen Stichworten auf die hauptsächlichen Fehler aufmerksam machen. Eines der weitverbreitetsten Übel ist die Übersäuerung, wozu der Zuckergenuß nicht unwesentlich beiträgt. Ein allgemeiner Vitamin- und Mineralmangel kann ebenso auf falsche Ernährung zurückgeführt werden. Zuviel Fett und Eiweiß tun ihr übriges dazu. Meine Meinung ist, wer lernt, auf die Stimme seines Körpers zu hören, spürt und fühlt, was für ihn gut oder schlecht ist. Ansonsten gibt es genügend gute Bücher, um sich über richtige Ernährung zu informieren.

ERDSTRAHLEN:
Jeder sollte für einen geopatisch freien Schlafplatz sorgen. Erdstrahlen (Wasseradern, Verwerfungen, Hohlräume, kosmische Strahlungen wie z.B. Globalgitternetz, Currynetz, Benkernetz aber auch radioaktive Strahlung sollten möglichst gemieden werden.

STROM:
Strom (elektrische und elektromagnetische Strahlungen aber auch sog. Elektrosmog) kann zu erheblichen gesundheitlichen Störungen führen. Dies ist nicht nur am Schlafplatz, sondern in allen Bereichen, in denen man sich länger aufhält, zu beachten. Oft kann mit einem Netzfreischalter und dem Entfernen des Digitalweckers im Schlafzimmer Abhilfe geschaffen werden.

GIFT:
Der leichtsinnige Umgang mit Giften wie z.B. Mottengift, Insektenspray usw. kann sich ebenfalls für die Gesundheit nachteilig auswirken. Genauere Angaben sind nachzulesen im Büchlein von Rudolf Breuß (s. Literaturnachweis).

ZÄHNE:
Die Zähne können in vielerlei Hinsicht Ursache für Störungen sein wie z.B. Quecksilbervergiftungen durch Amalgamfüllungen oder Zahnherde.

NEBENWIRKUNGEN VON MEDIKAMENTEN:
Sehr oft konnte ich Erkrankungen auf die Nebenwirkungen von eingenommenen Medikamenten zurückführen. In diesem Bereich wird nach wie vor sehr leichtfertig mit der allgemeinen Gesundheit umgegangen.

NARBEN:
Sie können zu Energieflußstörungen führen und dadurch Beschwerden verursachen. Da man heute in der Lage ist, gestörte Narben zu entstören, z.B. mit Neuraltherapie oder der Akupunkt-Massage nach Penzel, kann hier Abhilfe geschaffen werden.

CANDIDA ALBICANS:
Dieser Pilz, der sich in den letzten Jahren immer mehr verbrei-

tet, kann sehr viele Krankheiten verursachen (s. Literatur-Verzeichnis, Buchtitel „Ich fühle mich krank und weiß nicht warum“).

BEKLEIDUNG UND WOHNBEREICH:
Die Kleidung sollte generell nur aus reiner Naturfaser bestehen. Auch das Schuhwerk sollte mit einbezogen werden. Ebenso sollte im Wohnbereich so viel wie möglich auf künstlich erzeugte Materialien verzichtet werden (z.B. Kunststoff-Furnier, Syntetik-Teppiche, PVC-Beläge usw.). Es ist ratsam, Farben, die zum Streichen des Wohnraumes benutzt werden, aus einem Bioladen zu beziehen. Auch hier gibt es einschlägige Literatur, die über Wohngifte aufklären.

NATÜRLICHE SCHLAFZEIT:
Da wissenschaftliche Studien beweisen, daß der gesündeste Schlaf vor Mitternacht stattfindet, möchte ich jedem raten, dies zu beachten.

METALLBÄNDER:
Geschlossene Metallbänder um den Hals, Arm oder Fuß sollten nicht ständig getragen werden, da sie ebenfalls Energieflußstörungen verursachen können. Schmuck sollte nur zum Schmücken getragen werden z.B. beim Ausgehen, nicht jedoch 24 Stunden am Tag.

SEELE:
Die geistige Einstellung verdient bei allen diesen Ursachen größte Beachtung, da sie bei jeder Erkrankung mit verantwortlich ist. Es hat für Körper und Seele schwerwiegende Folgen, wenn sie Haß, Neid und Habgier ausgesetzt sind. Glücklich, zufrieden und gesund werden diejenigen sein, die von den vorgenannten Auswüchsen nicht betroffen sind. Man sollte sich all dieser Dinge bewußt sein. Deswegen kann ich nur empfehlen, ausschließlich positiv aufbauend und konstruktiv zu denken, zu reden und zu handeln. Denke niemals schlecht

oder negativ über irgendeinen deiner Mitmenschen, sondern übe Vergebung in Demut. Es sollte uns zu jeder Zeit bewußt sein, daß die Liebe zu unseren Mitmenschen, wie auch zu uns selbst das beste Heilmittel ist, das uns zur Verfügung steht.

In diesem Sinne : Sage wenig,
liebe viel,
gib alles,
richte niemand,
strebe nach allem
was gut und rein ist.

Kapitel VII

Erlebnisse, Erfahrungen, Erkenntnisse

Ich habe in diesem Büchlein nur zu viele kritische Bemerkungen gemacht, was ursprünglich nicht meine Absicht war. Aber sie entsprechen leider der Wahrheit, und ich sehe mich verpflichtet, meine Erfahrungen - auch die weniger schönen - der Allgemeinheit zugänglich zu machen. Nur wenige haben die Möglichkeit, hinter die Kulissen der Mediziner zu schauen. Für die Zukunft erhoffe ich mir, daß die oft nicht wiedergutzumachenden Fehler einiger „Möchte-Gern-Heiler" unter dem Deckmantel des Gesetzgebers ein Ende finden. Ich habe viel Pfusch gesehen, bei dem die Leidtragenden erst nach langjährigen Prozessen Recht erhalten haben. Es war sehr oft mühsam, die notwendigen Gegengutachten zu bekommen. Meist war das nur im Ausland möglich. Und was vor allem zählt: Der oft durch Unachtsamkeit angerichtete Schaden kann meist nicht mit Geld bezahlt werden. Es ist traurig, zu erkennen, daß die Betroffenen neben dem nicht wieder gutzumachenden Schaden noch jahrelang um ihr Recht kämpfen müssen, weil keiner das Gegengutachten anerkennen will.

Ich befand mich ganz am Anfang meiner Entwicklung im Heilbereich, als folgendes passierte: Ein Mann erzählte mir am Telefon, er habe seine Frau, die privatversichert sei, wegen ihrer Rückenbeschwerden in ein „besseres" Krankenhaus gebracht. Hinein sei sie noch gelaufen, doch schon nach der ersten Behandlung mit einem Rüttelbett war es mit dem Laufen vorbei. Auf seine Frage, ob ich etwas für sie tun könne, gab ich die Antwort: Nicht im Krankenhaus, da dort die Ärzte für die Patienten zuständig sind. Er ließ nicht locker und meinte, wir könnten ja spät abends dorthin gehen, wenn nur noch eine Nachtschwester da sei. Ich willigte dann doch ein, um mir ein Bild vom Zustand der Frau zu machen. Sie lag im Bett, hing am Tropf und konnte sich kaum rühren. An eine Behandlung war überhaupt nicht zu denken, was ich ihrem Mann klarmachte. Ich war vollkommen überrascht, als er sich am nächsten Tag mit der frohen Botschaft wieder bei mir meldete, daß der Chefarzt des Krankenhauses die Einwilligung für eine Behandlung gegeben habe, und zwar mit der Bemerkung, er sei der Überzeugung, daß es Methoden gibt, die außerhalb des schulmedizinischen Wissens liegen und trotzdem helfen könnten. Und so ging ich erneut ins Krankenhaus, um die Frau aus ihrer misslichen Lage zu befreien. Man stellte mir drei Krankenschwestern zur Verfügung, die mir, wenn das notwendig sein sollte, helfen würden. Eine halbe Stunde nach meiner Behandlung mit der Dorn-Methode ging die Patientin ohne fremde Hilfe zum Duschen. Nach drei weiteren Behandlungen konnte sie aus dem Krankenhaus entlassen werden. Das geschah in einem Schweizer Krankenhaus und wäre in Deutschland wohl kaum möglich gewesen! Was mich trotzdem ein wenig traurig stimmte, ist die Tatsache, daß mich keiner der Ärzte fragte, welche Behandlungsmethode ich eigentlich angewandt hätte. Oder noch besser und logischer wäre es gewesen, wenn sie zugeschaut hätten.

An dieser Stelle möchte ich jenen Medizinern danken, die für neue Behandlungsmethoden aufgeschlossen sind, sie mit gesundem Menschenverstand prüfen und der Allgemeinheit nicht vorenthalten. Es sind meist jene, die sich von gängigen Strömungen nicht beeinflussen lassen. Ein Wandel im Bewußtsein des Menschen ist allgemein zu beobachten, was zu der Hoffnung Anlaß gibt, daß in einem so verantwortungsvollen Beruf, wie es die Versorgung und schnellstmögliche Heilung des Einzelnen verlangt, in Zukunft das Bestmögliche getan wird. Dazu gehören natürlich mehr Achtsamkmeit, Ein-

fühlungsvermögen, Verantwortungsgefühl und vor allem die Liebe zum Nächsten und zu sich selbst. Daß es zu einer harmonischen Versorgung der Leidenden kommen wird, dafür sorgt sicherlich auch in Zukunft in erheblichem Maße die Dorn- und Breuß-Methode. So erwarte ich auch, daß sie von vielen erlernt, angewendet und weitergegeben wird. Auch, weil sie es ehrlich meint, direkt und schnell hilft, was damit zu begründen ist, daß sie an die eigentlichen Ursachen der Erkrankung geht. Es ist meine Absicht, viele aus ihrem Tiefschlaf der Selbstzufriedenheit wachzurütteln, damit sie sich bewußt werden, daß das, was sie ernten, wann und wo auch immer, sie selbst gesät haben, oft ohne es zu bemerken. Für eine Umkehr oder Veränderung ist jeder Augenblick der richtige Zeitpunkt.
Die Lösung aller Dinge liegt – so meine ich – in den Worten des Meisters Eckehart:

DIE WICHTIGSTE STUNDE
IST IMMER DIE GEGENWART.
DER WICHTIGSTE MENSCH IST IMMER DER,
DER DIR GERADE GEGENÜBERSTEHT.
DIE WICHTIGSTE TAT IST IMMER DIE LIEBE.

Literaturhinweis

Rudolf Breuß: Krebs-Leukämie,
zu beziehen bei Verlag und Buchvertrieb Jutta Merk
(vorm. Hans Schmid),
Büro Gehrenberg 39/I, D-88239 Wangen im Allgäu

Ernst Ebm: Gift im Mund – Amalgam gefährdet unsere Gesundheit.
Medizin+Neues Bewußtsein Verlag, Wessobrunn

Dr. med. Robert S. Mendelsohn: Trau keinem Doktor,
Verlag-Mahajiva, Holthausen/ü. Münster

Dr. med. Ryke Geerd Hamer: Krebs,
Krankheit der Seele, und Vermächtnis einer neuen Medizin.
Amici di Dirk Verlagsauslieferung
Neue Medizin Buchversand, Postfach 300851, D-02813 Görlitz

Louise L. Hay: Heile deinen Körper,
Verlag Alf Lüchow, Freiburg

Catherine Ponder: Die Heilungsgeheimnisse der Jahrhunderte
Verlag PETER ERD München

Jose Silva: Die Silva Mind-Control Methode,
Verlag PETER ERD München

Friedrich Weinreb: Leiblichkeit als Ausdruck des ewigen Menschen,
Thauros Verlag Weiler im Allgäu

KYBALION: Eine Studie über hermetische Philosophie, (1)
„akasha“ Verlagsgesellschaft mbH

Dr. Ian Gawler: Krebs-ein Signal der Seele?
Verlag PETER ERD München

Peter Kelder: Die fünf „Tibeter“,
INTEGRAL

Are Waerland: Übersäuerung als Grundursache der Krankheiten,
Humata Verlag Harold S. Blume

Käthe Bachler: Erfahrung einer Rutengängerin
Verlag und Buchvertrieb Jutta Merk, Büro Gehrenberg 39/I,
D-88239 Wangen

Dr. med. Harold H. Markus – Hans Finck: Ich fühle mich krank und weiss nicht warum: Candida albicans.
Ehrenwirth Verlag München

Diederichs: I GING Das Buch der Wandlungen,
Eugen Diederichs Verlag Düsseldorf-Köln

Rüdiger Dahlke: Krankheit als Sprache der Seele,
Verlag C. Bertelsmann, München

Gisela Hoffmann/Richard Ebert: Krank durch Narben,
Turm Verlag, ISBN 3-7999-0252-X

Harald Fleig: „Heilen" über die Wirbelsäule Band 2
Verlag Fleig ISBN 3-980 5138-1-5

Harald Fleig: „Heilen" über die Wirbelsäule, VHS-Video
ISBN 3-9805138-9-0

Bei der Anforderung der Liste von Dorn- und Breuß-Therapeuten für Ihren Wohnbezirk (nur schriftlich) bitte Briefmarken im Wert von € 1,53 beilegen und an Verlag Fleig, Postfach 1232, 79657 Wehr/Baden senden.

Die Liste kann auf folgender Homepage abgerufen werden:
www.breuss-dorn-therapie.de

Harald Fleig

„Heilen" über die Wirbelsäule

nach Breuß – Dorn – Fleig

Band 2

ISBN- 3-980-5138-1-5

Das Buch besteht aus zwei Teilen:
Im ersten Teil werden weitere Erkenntnisse und Erfahrungen mit der Breuß- und Dorn-Methode beschrieben.
Der Autor konnte in fünfzehn Jahren Praxis mit dieser verblüffend einfachen und doch sehr wirkungsvollen Wirbel- und Gelenkstherapie vieles beobachten, worauf er in diesem Buch im einzelnen eingeht.
Gleichzeitig wird auf verschiedene Fehlentwicklungen, verursacht durch Breuß- und Korntherapeuten, die sich sowohl bei der Behandlung als auch bei der Verbreitung in Form von Seminaren im Laufe der Zeit eingeschlichen haben, hingewiesen.
Als dienstältester Breuß- und Dorn-Therapeut versucht er die aus seiner Sicht fehlentwickelten Veränderungen zu analysieren und zu korrigieren. Dabei gibt er Anregungen, wie man den Ursprung dieser segensreichen Methode bewahren kann.
Zudem wird immer wieder auch auf andere Ursachen, nicht nur die der Wirbelsäule, die zu Erkrankungen führen, eingegangen.
In diesem Buch werden Hinweise zur Bewusstwerdung des Menschen gezeigt und zur Au1ockerung hat es der Autor mit humorvollen Karikaturen gestaltet.
Im zweiten Teil werden mehrere alternative Möglichkeiten zur Selbsthilfe beschrieben.

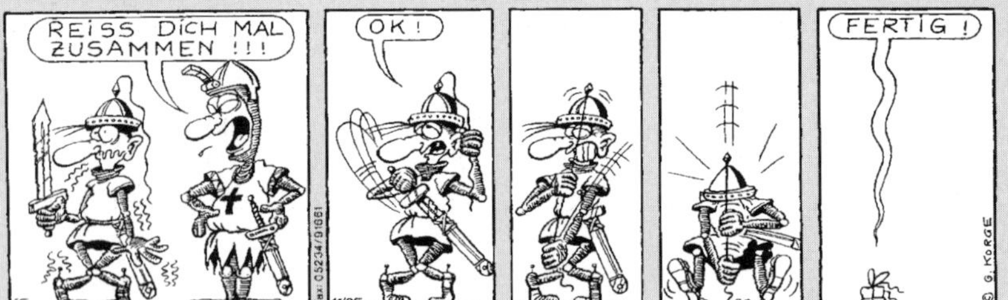

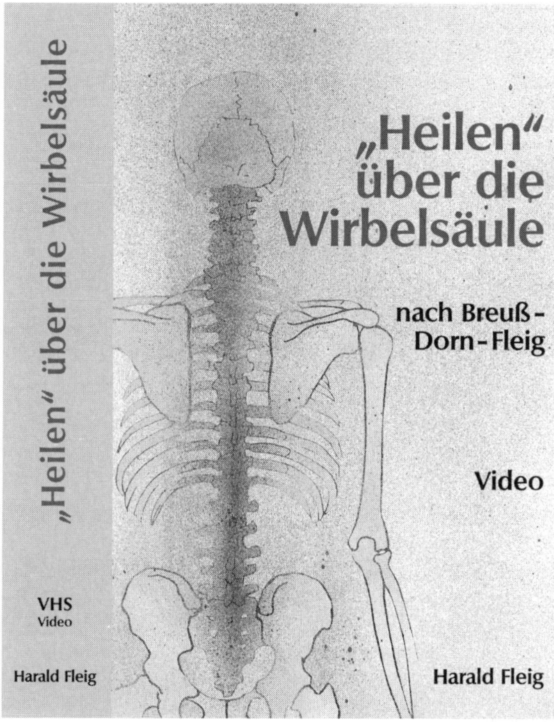

Durch die enorme Resonanz auf ihre Bücher „Heilen“ über die Wirbelsäule Band 1 und 2 hat sich das Ehepaar Fleig auf Wunsch vieler Menschen zur Veröffentlichung dieses Videos entschlossen.

Brigitte und Harald Fleig sind nach Dieter Dorn die dienstältesten Therapeuten für die Dornmethode. Sie hatten die geniale Idee, zwei besondere Behandlungsmethoden **– die Breuß – mit der Dorn-Methode –** zu verbinden. Dabei gaben sie den Methoden auch den Namen Breuß, nach dem Erfinder Rudolf Breuß und Dorn, weil bei dieser Methode hauptsächlich an den Dornfortsätzen gearbeitet wird. Diese Kombination erwies sich in der Praxis als sehr wirkungsvoll. Ihre über 15-jährige Arbeit und Erfahrung mit diesen Methoden kommen in diesem Video zum Tragen. Der größte Teil dieses Videos besteht aus Aufnahmen, die live an ihren Seminaren gemacht wurden, an denen Erfahrungswerte an interessierte Schüler weitergegeben werden.

Seit nunmehr 10 Jahren geben Brigitte und Harald Fleig die Breuß- und Dorn-Methoden mit Unterstützung von Heinz Hofmann an Seminaren weiter.

Sinn und Zweck dieses Videos soll sein, dass ihre Schüler die Möglichkeit bekommen, die richtigen Vorgehensweisen bei der Breuß-Dorn-Fleig-Methode zu vertiefen. Gleichzeitig soll es dem Patienten zeigen, wie er in ihrem Sinne gefühlvoll behandelt werden kann.

Laufzeit 120 min.
Preis € 23,– inkl. Versandkosten